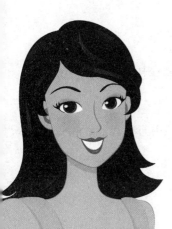

孕产期防病用药指导

U0189123

主 编 李兴春 王丽茹

中国科学技术出版社

·北京·

图书在版编目（CIP）数据

孕产期防病用药指导 / 李兴春，王丽茹主编 . —北京：中国科学技术出版社，2018.8
ISBN 978-7-5046-8006-8

Ⅰ . ①孕… Ⅱ . ①李… ②王… Ⅲ . ①孕妇 – 用药法 ②产妇 – 用药法 Ⅳ . ① R452

中国版本图书馆 CIP 数据核字（2018）第 070311 号

策划编辑	崔晓荣	
责任编辑	崔晓荣　高　磊	
装帧设计	长天印艺	
责任校对	杨京华	
责任印制	马宇晨	

出　　版	中国科学技术出版社
发　　行	中国科学技术出版社发行部
地　　址	北京市海淀区中关村南大街 16 号
邮　　编	100081
发行电话	010-62173865
传　　真	010-62173081
网　　址	http://www.cspbooks.com.cn

开　　本	720mm×1000mm　1/16
字　　数	130 千字
印　　张	8.25
版　　次	2018 年 8 月第 1 版
印　　次	2018 年 8 月第 1 次印刷
印　　刷	北京盛通印刷股份有限公司
书　　号	ISBN 978-7-5046-8006-8 / R · 2239
定　　价	28.00 元

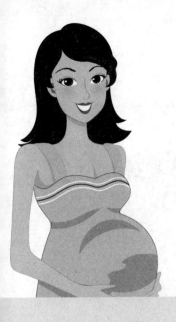

内 容 提 要

　　女性妊娠、生产时，由于体内激素和身体器官的变化，身体会出现不适和疾病，影响优生优育。只有孕产妇身体健康才能确保下一代健康成长，实现优生优育。为此，孕产妇要十分注意疾病的预防和治疗。本书列举了孕妇、产妇不适和疾病的种种表现及其预防措施和治疗方法，这对孕产妇身体健康和优生优育有很大的指导意义。本书内容科学、具体、实用，希望育龄青年认真阅读，并付诸实践，为实现优生优育做好准备。

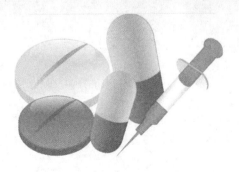

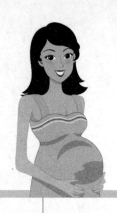

《孕产期防病用药指导》编委会

主　编　李兴春　王丽茹

编　者（按姓氏笔画排序）

李　铁　李　倩　李可心

李泽民　李铁民　李效梅

李雪梅　吴凌云

孕妇、产妇健康是实现"优生"的基础
——代前言

　　女性妊娠后，由于体内激素和身体的变化，以及营养需求的增加和行动的不便，身体容易发生很多不适和疾病，与孕前大不相同。特别是分娩时身体受到一定伤害，比较虚弱，更易患病。孕妇、产妇一旦患病，不但本人身体健康受到伤害，同时也将影响胎儿或新生儿的健康。孕妇、产妇最忌患病，所以必须注意孕妇、产妇疾病的预防和治疗，实现健康孕产，确保优生优育。

　　孕期常见病比较多，如孕吐、妊娠贫血、妊娠高血压疾病，以及感冒、感染等，这些疾病都可能使孕妇身体受到伤害以及造成胎儿发育受损以致流产、胎儿残疾、新生儿有缺陷等。所以孕前防治疾病很重要，可避免带病妊娠，实现优生。

　　产妇由于身体虚弱也易发生产褥病，如感冒、恶露不止，以及产后腰、腿、颈、背等不适或疼痛。如果乳房保护不好，还可能发生乳房疾病，影响乳汁分泌，直接影响新生儿的喂养。特别是产妇分娩后，身体的某些部位会有伤，如果保养不当，就会发生感染，给产妇身体造成伤害，有的会影响女性后半生的健康，所以产妇疾病的防治也很重要。

　　孕妇、产妇疾病必须以预防为主，预防疾病要注意饮食合理、生活规律、讲究卫生。预防疾病很重要，一旦患了病就必须进行治疗。但有些药会给女性和胎儿带来伤害，所以本书对疾病的预防用了较多笔墨，目的是强调要以预防为主，减少疾病的发生和发展机会。

本书对疾病的介绍突出了疾病的症状与危害、病因与预防、治疗与调养。其目的是使读者提高对疾病的认识，加强调养和预防。对疾病的治疗要根据孕妇自身的特点，重要的是对饮食和生活的调习。尽可能少用药或不用药，以防止药物的副作用伤害胎儿。

本书还对孕妇用药提出要求，以减少药物治疗对胎儿的伤害。

健康孕产、不患病是每个孕妇、产妇的愿望。本书分为三部分，一是健康妊娠，不要把疾病带进妊娠期；二是妊娠 10 个月如何防治疾病；三是产妇如何防治疾病。本书对孕前、孕期和产后疾病的预防和防治提供了大量方法措施，供孕产妇采用，确保安全孕产，使孕产妇、新生儿安全健康，确保优生优育。

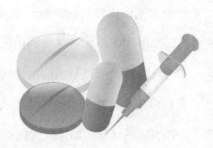

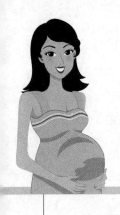

目 录

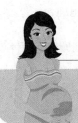

一 不要把疾病带入孕期

女性患有某些疾病时，妊娠应慎重，不要把疾病带入孕期。带病妊娠既不利于胎儿发育，又会加重孕妇病情，最好不妊娠，以免对母子造成严重伤害。而有些疾病患病时不宜妊娠，但治愈后是可以妊娠的。所以，女性在准备妊娠前要检查有没有患病，患病时要区别对待，不宜妊娠的暂时停止妊娠计划，最好不要把疾病带入孕期，从而实现健康妊娠。什么时间妊娠最好由备孕的夫妇咨询有关孕产方面的专业医师后再做决定。这是孕妇防病的重要措施，也是减少新生儿缺陷的一个重要措施。

（一）患有这些疾病的女性不宜妊娠

1. 生殖系统肿瘤和恶性肿瘤患者不宜妊娠

主要原因是妊娠会加重患者病情，对患者本人和胎儿都是不利的。

妇科生殖系统的良性肿瘤，一般以卵巢肿瘤（卵巢囊肿、卵巢畸胎瘤等）和子宫肌瘤较为多见。良性肿瘤如果不是生长在生殖系统，一般不影响妊娠。但如果生长在生殖系统，最好不要妊娠。

卵巢位于子宫体旁，女性妊娠后，随着妊娠时间的延长、子宫的增大，卵巢肿瘤也会从盆腔上升到腹腔。肿瘤的活动空间增大，此时，如果孕妇突然改变体位，则很容易发生肿瘤扭转，即急腹症。当肿瘤较大时，易发生流产和早产。临产时还会影响正常分娩。

子宫肌瘤与胎儿共处于子宫体内，对胎儿的影响较大。子宫肌瘤体积较大时，

1

会使子宫腔变形，加之宫腔内压力增加，容易引起流产。子宫肌瘤的存在会使子宫肌收缩无力，因而临产时会出现子宫收缩无力，引起大量出血，甚至导致产妇死亡。子宫肌瘤合并妊娠，使早产、死胎、异常胎位、难产和新生儿死亡的机会增加，也会引起孕妇病情加重。

恶性肿瘤可发生在很多部位。虽然大多数恶性肿瘤不会由母体直接转移给胎儿，但由于恶性肿瘤是严重的消耗性疾病，患有恶性肿瘤的孕妇是无法负担整个妊娠期对胎儿营养供应的，甚至会加重孕妇的病情，因此，这类患者绝对不宜妊娠。

2. 患性病女性不宜妊娠

性病的传播途径是性接触，这类疾病对母婴都有一定的危害，尤其是对胎儿影响极坏，因此，患性病的女性不宜妊娠。

（1）梅毒：是由苍白螺旋体引起的慢性传染病，其螺旋体可通过胎盘、脐带传染给胎儿，使胎儿发生梅毒性病变，导致流产、早产、死胎。约有40%的先天性梅毒患儿存活下来，一直延续到成年期。

（2）淋病：由淋病双球菌引起，女性患淋病后，淋病双球菌可侵犯阴道、子宫颈、子宫内膜、输卵管等而引起一系列的炎性反应。有淋病性阴道炎的孕妇，分娩时婴儿通过产道时会被感染，发生淋菌性眼结膜炎，称"脓漏眼"，如不及时治疗或治疗不当，可导致婴儿失明。

（3）尖锐湿疣：此病由人乳头瘤病毒感染所致。多发生在大阴唇、小阴唇、肛门、会阴部，严重时可波及阴道、宫颈、尿道等处。如果孕妇在阴道内或阴道口发生尖锐湿疣，分娩时新生儿就可能被感染，以致婴儿出生后不久就能发现其阴部或肛门周围有尖锐湿疣的症状。

如在妊娠前患有梅毒、淋病或尖锐湿疣，不宜妊娠。如孕期患有这类疾病，应及时治疗或终止妊娠。

3. 患系统性红斑狼疮的女性妊娠对母子危害大

系统性红斑狼疮患者 80% 为女性，多在 20 ～ 40 岁发病，有 60% ～ 90% 的患者伴有狼疮性肾炎及心肺异常。由于结缔组织发生黏性水肿和纤维蛋白样变性，对孕妇、胚胎、胎儿、新生儿均会产生一定影响，最主要的是会使孕妇病情加重、恶化，甚至危及孕妇和胎儿的生命。其明显危害有以下几点。

（1）妊娠高血压疾病发生率高达 25%，易引起孕妇死亡；

（2）流产发生率可达 10%，胚胎病死率可达 12%；

（3）早产率高达 22%，早产儿几乎全部死于围产期；

（4）约有 1/3 的孕妇可致病情恶化，甚至死亡；

（5）如果在红斑狼疮活动期妊娠，则 50% 以上的孕妇会因病情恶化，出现肾衰竭、狼疮性胸腔积液和心脏压塞等危重情况，甚至死亡。

因此，患红斑狼疮的女性即便病情得到了控制和缓解，也不可妊娠。

4. 患心脏病的女性有以下情况者不宜妊娠

心脏病患者妊娠后，由于胎儿新陈代谢的需要，孕妇血容最少增加 20% ～ 30%，这无疑会增加孕妇的心脏负担。随着妊娠月份的增加，子宫逐渐增大并上升，心脏处于受积压的不利位置，分娩时，易发生心力衰竭，导致产妇死亡。

凡有以下情况的女性心脏病患者不宜妊娠。

（1）从事一般体力活动明显受限，稍动即感到心悸、气短者；在安静休息时也心悸、气短，睡觉时躺不平，必须垫高枕头或半卧位者；肝大或下肢水肿者。

（2）有心力衰竭者。

（3）严重二尖瓣狭窄，经常气短、咯血者。

（4）有风湿性心脏病，如关节肿痛、发热，红细胞沉降率快者。

（5）心脏明显增大，同时合并其他全身性疾病，如肾炎、肺结核等。这些病人妊娠会加重病情，对母子都有很大的伤害。

5. 女性患原发性癫痫不宜妊娠

癫痫大发作时，表现出典型的癫痫性抽搐及意识丧失；小发作时，表现为短暂的手足抽搐或突然停止活动或讲话，呼之不应，双目凝视，醒后自己并无记忆。癫痫的病因是继发于脑外伤、大脑炎后遗症、脑内血管性病变或占位性病变，称继发性癫痫。另有一些患者的发病原因不明，称为原发性癫痫。对有癫痫病史的女性来说，妊娠是很危险的。孕妇在癫痫发作时，由于全身痉挛，易造成胎儿缺氧、窒息而发生流产或早产。癫痫的持续状态会造成胎儿神经系统并发症和胎儿畸形。此外，患者由于治疗的需要，必须持续服用抗癫痫药物，这些药物对胎儿可能造成危害。如果女性孕前即有癫痫史，因为妊娠而停用或减量使用抗癫痫药物，很容易引起癫痫持续发作，对胎儿造成严重危害。

一般来说，继发性癫痫不会遗传，治愈后可以妊娠，故不必担心会影响婴儿健康。但在患原发性癫痫的女性中，一部分有明显的遗传性，其婴儿患病率高达 4%，因此，原发性癫痫患者，虽然临床治愈，但仍不宜妊娠，以免把疾病遗传给孩子。

6. 精神病患者不宜妊娠

患精神病的女性本身生活不能自理，在妊娠期、产褥期和哺乳期病情极易复发，既影响母子身心健康，也可能将疾病遗传给下一代。已有资料证实，父母双方均患某种精神病时，其子女患病率为 40%，如果父母一方患精神病时，其子女患病率为 20%，大大高于人群的总患病率。精神病患者经过长期治疗，如果已经治愈可以结婚，但婚后最好不生育。

（二）女性有些疾病必须治愈后再妊娠

1.子宫肌瘤患者术后两年才可以妊娠

因为在挖除子宫肌瘤时损伤了子宫，子宫愈合后会遗留下瘢痕，而瘢痕的弹性、伸展性及承受能力较正常子宫肌纤维要低得多。如在术后短时间内妊娠，随着妊娠的进展，很可能因经受不住子宫的膨胀、伸展，使子宫瘢痕裂开，称为子宫破裂。一旦发生子宫破裂，可导致孕妇、胎儿死亡。因此，子宫肌瘤挖除术后，一定要严格避孕两年后再妊娠。若在两年内妊娠，也应在早期进行人工流产术，切不可将疾病带入孕期。

2.有过葡萄胎经历的女性治愈后两年才可以妊娠

葡萄胎不是正常妊娠，是一种良性的滋养细胞肿瘤。由于滋养细胞大量增生，绒毛变成大小不等的水疱，并且形成连成串的葡萄状，故称葡萄胎。葡萄胎可发生于育龄期任何年龄的女性。

葡萄胎的主要症状是：停经以后阴道出血。多在停经 8～12 周时出血，量多少不定，有时可排出葡萄样物。子宫异常增大，多数超过停经月份（正常妊娠）应有的大小。有些仅孕 2～3 个月，而子宫底高度已达脐水平，相当于正常妊娠 5 个月大小。除此以外，葡萄胎患者妊娠反应症状往往比正常妊娠严重，而且很早就可出现妊娠高血压。

葡萄胎患者一经确诊，必须迅速清除子宫内容物。目前，均采用吸宫术清除子宫内容物，并术后服抗生素以预防感染。发生一次葡萄胎后，再次发生葡萄胎的情况并不少见，有人曾连续发生 10 次以上葡萄胎。但大多数女性患葡萄胎后是可以正常妊娠的，且胎儿及新生儿均正常。因此，有过葡萄胎的女性不必担心今后的生育。

但是，出于慎重和安全起见，葡萄胎治愈后，一定要坚持避孕两年后再妊娠。妊娠前的避孕方法不要用宫内节育器或口服避孕药，以免发生出血与葡萄胎恶性变相混淆，最好采用避孕套避孕。

3. 异位妊娠患者治愈半年后再妊娠

医学专家表示，尽管异位妊娠在发病时十分危急，但在及时有效的治疗后，很多女性仍可能再次妊娠。有些夫妻求子心切，常常会在异位妊娠治愈后没多久便又匆匆地妊娠。然而，这样会很危险，如果输卵管没有完全疏通，则有可能再次引发异位妊娠。资料显示，重复异位妊娠的发生率可达到15%。所以发生过异位妊娠的女性，在彻底治愈后一定要坚持避孕一段时间，不要急于妊娠。最好在治愈半年后再妊娠。但要注意受孕前要经过医师检查，待确认一切正常后方可取消避孕措施，考虑再次妊娠。

4. 严重贫血患者治愈后才可以妊娠

有的女性平时有眩晕或站起来时头晕、眼前发黑、头痛、呼吸困难等症状，所以妊娠前一定要进行血液检查。大家都知道，健康女性的血红蛋白一般都应在12%以上。凡血红蛋白低于8%者即为严重贫血。如果确认患有严重贫血症，应先治愈贫血再妊娠。不要把贫血带入孕期，患严重贫血的女性如果妊娠，对本人及胎儿都不利。因为妊娠后，血液中的血浆成分会渐渐增多，而血红蛋白的含量却相对减少，从而形成"生理性贫血"，使贫血加重，对母子都不利。孕妈妈会出现头晕、气喘、眼花、乏力等症状。贫血还会使胎儿的营养和氧气供应不足，导致胎儿发育不良。另外，还可能引起孕妇流产或早产或分娩时宫缩无力而发生难产。因此，一般贫血患者应视其病情的轻重选择是否要妊娠，但严重贫血的女性一定要治愈后再妊娠，这对母亲和胎儿都有利。

5. 高血压患者控制好血压再妊娠

据统计，患高血压的女性，妊娠后有15%～30%发生妊娠中毒症，并且还可以发生子痫、子宫卒中、生产时大出血等，直接威胁孕妇、产妇生命。另外，由于高血压、缺氧，胎儿宫内窒息、死胎的可能性也增大。原发性高血压为多基因遗传病，遗传率为62%。父母之一患高血压，子女患病概率为15%～28%，父母双方均为高血压患者，子女发病率为20%～40%，所以患高血压的女性在受孕前应按医嘱进行治疗，把血压控制在允许的水平，自觉症状消失才可妊娠。血压水平的定义与分类详见表1。

表1　血压水平的定义与分类（单位：mmHg）

类别	收缩压	舒张压
正常血压	< 120	< 80
正常高值	120～139	80～89
高血压	≥ 140	≥ 90
1级高血压	140～159	90～99
2级高血压	160～179	100～109
3级高血压	≥ 180	≥ 110
单纯收缩期高血压	≥ 140	≥ 90

6. 心肺功能受损的哮喘女性治愈后再妊娠为好

哮喘是一种常见疾病，由各种因素引起支气管痉挛，并且反复发作，又称支气管哮喘。

哮喘对母体的影响取决于哮喘的严重程度。长期患慢性哮喘的女性，由于心肺功能受到严重损害，是不能承受妊娠负担的，因此不适合妊娠。

孕妇哮喘发作时呼吸困难，严重时会引起全身性缺氧，包括胎儿的缺氧，造成胎儿发育迟缓或早产，甚至胎儿死于腹中。

患哮喘的孕妇需要用药，对胎儿也有伤害。长期服用碘化物化痰，会引起胎儿甲状腺肿大。用皮质激素类药，如地塞米松、泼尼松等，有造成胎儿畸形的可能，但一般影响不太大。

患哮喘的女性，如果心、肺功能正常，一般情况下可以妊娠和分娩。无并发症和心、肺功能病变的，造成胎儿病变的不太多，所以不必为此终止妊娠。在分娩时，只要采取适当的手术助产，缩短产程，减轻产妇负担，就可保证分娩安全。在哮喘发作时要根据医师的意见使用药物。当然，治愈哮喘再妊娠更好。

7. 肝炎患者治愈后再妊娠

肝是人体的重要器官之一，除了参与体内所有物质的代谢过程外，还有分泌胆汁、排泄、解毒及合成凝血因子等功能。患肝炎后，这些功能都受到影响。由于妊娠期新陈代谢加快，肝脏负担加重，如果妊娠，将使肝功能进一步恶化，也对母婴极为不利。

妊娠早期患肝炎，会加重早孕反应，也会使肝炎加重。如妊娠晚期感染了急性病毒性肝炎，将严重威胁孕妇及胎儿的生命，分娩时易因凝血因子合成受影响而出血。所以，肝炎女性患者待治愈后再妊娠为宜。

患过肝炎的女性，在妊娠前要告诉医师，以便接受医师的指导。

8. 甲状腺功能亢进症女性患者治愈后再妊娠为宜

甲状腺功能亢进症（简称甲亢）是一种基础代谢紊乱造成的疾病。患者可出现心悸、心动过速、气短、多汗、食欲亢进、神经过敏等症状。

患甲亢的女性常常有月经异常，因此不易妊娠。甲亢患者一旦妊娠，很容易发生流产、早产、死胎等现象。妊娠会加重甲亢患者的生理负担，使甲亢症状加重，病情恶化。如果甲亢患者在妊娠期间服用抗甲状腺药物，会抑制胎儿的甲状腺功能，因而造成胎儿先天性甲状腺功能低下，导致新生儿呆小症，后果非常严重。因此，甲亢患者妊娠是危险的，对母婴都不利，患甲亢的女性待甲亢治愈后再妊娠为好。

9. 患肾炎女性痊愈后可以妊娠

妊娠可加重肾的负担，如果孕前已有肾炎，则孕期可使病情恶化，易发生妊娠高血压，严重者可导致肾衰竭，直接威胁母子的安全。此外，肾炎患者的治疗用药，也可对胎儿造成危害。

但肾炎女性患者，经过治疗基本痊愈，如尿化验蛋白微量或偶有，肾功能恢复正常，血压正常者，在医师的指导和监护下是可以妊娠的。

10. 患结核病的女性想妊娠要先治好结核病

患有结核病的女性不宜妊娠，尤其是肺结核，因为结核病是一种慢性的消耗性疾病。妊娠后母体需要大量营养供给胎儿，妊娠会加重患者的负担，会因为患者营养缺乏影响胎儿的生长发育，这对孕妇的病情无疑也是雪上加霜。

此外，结核病患者需使用大量抗结核药物治疗，如链霉素、异烟肼等，这些药物对胎儿都有影响，可导致胎儿畸形或先天性耳聋。所以，患结核病的女性，应等结核病痊愈后再考虑妊娠。

11. 女性糖尿病患者控制好血糖再妊娠

糖尿病是一种代谢缺陷性疾病，是由代谢功能紊乱造成的。自从采用胰岛素治疗糖尿病以来，糖尿病患者的妊娠率比过去有所提高，糖尿病孕妇的病死率已极低，但是糖尿病孕妇的胎儿死亡率仍很高。糖尿病遗传性很大，糖尿病女性患者妊娠生下的孩子很可能也会患上糖尿病，即 I 型糖尿病。

如果患糖尿病的女性生下一个"超大"婴儿，这巨大的胎儿不仅会造成孕妈妈分娩不顺利甚至难产，还会因为孕妈妈的血糖浓度高，促使胎儿的胰岛素分泌增加，出现胎儿高胰岛素血症，从而造成胎儿畸形，并影响胎儿的大脑发育。据统计，患糖尿病的孕妈妈所生的婴儿畸形率比正常孕妇所生的婴儿畸形率高出 3 倍。

糖尿病患者妊娠后会加重肾和血管病变，子宫、胎盘血流量减少，会导致胎儿在子宫内发育迟缓而造成出生时低体重。

女性糖尿病患者妊娠，不仅会加速病情发展，还易并发妊娠中毒症、羊水过多、产褥期感染、败血症及产后子宫收缩不良性出血等。女性患者妊娠前，一定要用胰岛素将血糖控制在合理水平，以防伤害母子。

基于以上原因，患糖尿病的女性想妊娠必须在医师的指导下用胰岛素控制好血糖。

12. 盆腔炎患者彻底治愈后再妊娠

女性盆腔内子宫、输卵管及卵巢或其周围的组织，包括盆腔内腹膜，任何一处发生炎症时，均可称为盆腔炎。炎症可局限于一个部位，也可几个部位同时发炎。临床上狭义的盆腔炎指的是输卵管炎。

盆腔炎可由外生殖器炎症向上蔓延而来，也可由邻近器官的炎症或身体其他部位的感染传播引起。病菌常在月经、流产、分娩过程中，或通过生殖器官各种手术的创面进入盆腔引起炎症。盆腔炎分为急性和慢性，前者起病急，一般有明显的发病原因，若治疗及时、彻底、有效，则常可治愈，治愈后可以妊娠。若急性炎症未能彻底治疗则可转变成慢性症，但更多的是由于起病缓慢，病情较轻未引起注意，故而治疗不及时，迁延成慢性，这类盆腔炎常常造成女性不孕。不管是急性盆腔炎，还是慢性盆腔炎，只要治疗彻底是完全可以妊娠的，不过患病期间不宜妊娠，以防把疾病带入孕期。

13. 真菌性阴道炎患者彻底治愈后再妊娠

女性易患真菌性阴道炎，由白念珠菌（真菌）感染所致。一般认为，本病主要是由肛门部传染的。据统计，约 10% 非孕妇及 30% 孕妇阴道中有此菌寄生，无明显症状。当阴道内糖原增多，酸度增高时，最适合念珠菌繁殖，引起炎症。故此病多见于孕妇、糖尿病患者及接受大量雌激素治疗者。长期应用抗生素改变了阴道内微生物之间的相互制约关系，也易使念珠菌得以繁殖而引起感染。其临床表现为外阴瘙痒、灼热痛，症状严重时坐卧不宁，痛苦异常。典型症状白带里见白色稠厚豆渣样，检查时可见小阴唇内侧及阴道黏膜上附着白色膜状物，擦除后露出红肿黏膜面。急性期还可见到白色膜状物覆盖，并有受损的糜烂面及表浅的溃疡。医师检查分泌物若找到白念珠菌，即可确诊。

患有真菌性阴道炎的女性在计划妊娠前要彻底治愈疾病。若孕前治疗不及时或不彻底，将该病带入孕期，则会对胎儿造成损伤。在孕早期，真菌可直接进入宫颈，影响胚胎分化和发育，导致胎儿畸形。在孕晚期，常引起胎儿发育迟缓，大脑发育不全或新生儿黄疸，以新生儿鹅口疮多见。真菌性阴道炎容易治疗，治愈后可以妊娠。

14. 多次做人工流产术的女性再次妊娠要在术后半年以上

如果女性在短期内多次做人工流产，会对再次妊娠不利。

多次做人工流产的女性容易造成宫颈或宫腔粘连。由于反复吸刮宫腔，损伤宫颈管内膜及子宫内膜基底层。愈合过程中容易发生宫颈或宫腔粘连，这对以后妊娠不利。

多次做人工流产，子宫内膜基底层反复受到损伤，不再来月经，并且无好的治疗方法，就会失去再生育能力。

多次做人工流产还会增加月经失调、流产不全、出血、感染及脏器损伤的机会，无疑对女性再孕不利。

多次做人工流产的女性想妊娠时，一定要坚持在末次人工流产后避孕半年以上，一切正常后再考虑妊娠。最主要的是平时做好避孕，不可多做人工流产。

15. 习惯性流产检查后针对原因再考虑妊娠

自然流产连续发生 3 次以上，称为习惯性流产。这种流产每次都发生在同一个妊娠月份，原因多种，主要是由夫妻双方染色体异常、母体的黄体功能不全或母体子宫发育不良、子宫畸形、子宫肌瘤等引起。若多次不明原因流产，夫妻双方应一起到医院做如下检查，找出流产原因，及早进行对症治疗。

（1）夫妻双方检查：①夫妻全身性检查。了解双方的基本健康状况，判断是否患有糖尿病、贫血、甲状腺疾病、慢性肾炎、高血压等疾病。②染色体检查。

夫妇一方染色体异常可引起胚胎染色体异常。③妇科检查。检查是否存在子宫畸形，如双子宫、单角子宫、子宫腔粘连等，是否有子宫肌瘤，这些因素都会影响胚胎的着床，从而发生流产。④卵巢功能测定。如做阴道涂片检测体内雌激素水平，或测定基础体温。⑤男性精液常规检查。观察精子的数量和活力。⑥血型检查。检查夫妇双方的血型是否存在 ABO、Rh 系统的血型不合。

流产原因一旦查明，则应有针对性地进行治疗后再妊娠。若是夫妇双方染色体异常所致，则要避免妊娠，如果已经妊娠，应立即给胎儿做检查，如有异常必须终止妊娠；黄体功能不全或患有全身性疾病的孕妇，应在医师的指导下进行治疗；子宫畸形患者应先做矫正手术，然后再妊娠。

（2）不把疾病带入孕期孕前检查是关键：是否健康妊娠，不把疾病带入孕期，孕前身体健康检查是关键。了解了孕前身体是健康的再准备妊娠，这也是孕前准备的一项重要任务。"种子"（精子）优良，"土地"（女性）肥沃是优生的保证。"种子"、"土地"是否健壮，要通过身体检查才能知道。此外，还要做一些其他准备工作，以确保夫妻身体健康，才不会把孕前的疾病带入孕期，确保孕妇和胎儿健康。

很多青年夫妻孕前不做身体检查，自以为健康就妊娠，这是非常危险的，是把疾病带入孕期的一个大缺口。妊娠生育孩子是一件大事，关系到女性健康，关系到下一代优良。不要"自以为"，也不要"怕费事"。

（3）孕前检查的一般项目：孕前常规体检项目详见表2。

表 2　孕前常规体检项目

内容	检查项目	结果意义
血常规	白细胞、红细胞、血红蛋白、血小板、红细胞沉降率、血型	血液系统疾病、有无母婴血型不合的可能
尿常规	尿蛋白、尿糖、红细胞、白细胞等	排除糖尿病、泌尿生殖系统感染、肾炎等疾病
肝功能、肝炎、病毒标志物	主要检查肝功能各项指标，各种肝炎抗原抗体	排除患各型肝炎的可能性

续表

内容	检查项目	结果意义
身高、体重	测出具体数值	发现肥胖及营养不良
血压	测出具体数值	确诊高血压，测定基础血压
内科	心电图、胸部X线检查	确认心肺是否正常
口腔科	检查是否有龋齿、牙龈炎等口腔疾病	妊娠期间原有的口腔疾病会恶化，影响胎儿的健康
妇科	妇科检查和B超检查	检查是否有生殖器官发育畸形或妇科疾病，以免影响妊娠
微量元素检测	钙、锌、铁等	微量元素缺乏直接影响胎儿的发育和健康
艾滋病	艾滋病病毒	以防通过母体传染给胎儿

（4）对女性妊娠有影响的常见疾病一定要检查：①阴道炎。患有阴道炎的女性要及时治疗，不然妊娠到一定阶段，易造成胎膜早破或早产。②贫血。有贫血的女性身体抵抗力低，容易感染，也会导致早产的发生。③肾炎、肝炎。妊娠会增加肾、肝的负担，使病情加重。④心脏病。有心肌缺血的女性，妊娠中、晚期时血液循环量要比平时增加 40% ～ 50%，心脏的负担极大，会使病情加重。⑤糖尿病。血糖高的情况下妊娠易造成胎儿畸形。⑥低蛋白血症。影响胎儿的生长发育。

（5）孕前必须查清的问题：许多成年人在感染了弓形虫（T）、风疹病毒（R）、巨细胞病毒（C）、单纯疱疹病毒（H）及其他病毒（O）后，一般没有明显症状，必须通过化验（简称 TORCH）才能发现，所以孕前检查极为重要。首先，抽取静脉血，检测人体血清中"TORCH"特异抗体 IgG 和 IgM，以判断有无感染。如果发现 TORCH IgM 抗体阳性，则应在医师的指导下进行治疗和定期监测，直到抗体转阴性后再考虑妊娠，有条件者还可复查 TORCH 的核酸。其次，夫妻双方孕前都应抽血检查是否携带乙肝病毒。因乙肝病毒能通过胎盘传播，导致胎儿感染。病毒感染的发生常常是由于日常生活中与猫狗等动物接触密切，或进食半熟的肉类、生肉、生鱼和生菜，或曾有过输血、器官移植的经历，或常到人群密集处。

另外，女性孕前最好做一次全面妇科检查。由于一些生殖器官致病微生物（如淋球菌、沙眼衣原体、梅毒螺旋体等）可使胎儿在宫内感染，影响胎儿正常的生长发育，所以在感染期应推迟受孕时间。育龄女性还应在孕前做一次B超检查，了解子宫、附件的发育情况，如有无先天性子宫畸形、子宫肌瘤及卵巢肿瘤等影响妊娠的情况，若有，要及时治疗。有习惯性流产史的女性还应检查染色体，以排除遗传性疾病。

这些方面查清了，没有问题了，才可以放心妊娠。

16. 孕前可注射防病疫苗预防疾病

孕前注射疫苗可以防止某些疾病的发生。注射疫苗要经医师检查和指导。选择性地注射，这对孕前和孕期防病很有好处。

（1）受孕前6个月可注射风疹疫苗：风疹病毒是一种通过鼻咽分泌物传播的病毒，如果女性在孕前感染风疹病毒，孕后对胎儿的危害会很大，可导致流产、死胎或胎儿畸形。如果在妊娠初期感染风疹病毒，医师会建议做人工流产。

对于风疹病毒目前尚无有效的治疗药物，主要是以改善症状、减轻痛苦为主。接种风疹病毒疫苗可以起到很好的预防作用，对孕前女性意义重大。建议至少在孕前6个月接种风疹病毒疫苗，以使身体有足够的时间来消除疫苗病毒的危害性和产生相应抗体。

注意风疹疫苗切不可在妊娠之后进行接种，必须在孕前注射。风疹疫苗抗病毒的有效率可达98%，而且一次接种可以终身免疫。

（2）孕前9个月注射乙肝疫苗：我国是乙肝高发地区，母婴垂直传播是乙型肝炎的重要传播途径之一。

如果准妈妈感染了乙肝病毒，可能导致胎儿畸形，而且乙肝病毒可通过胎盘屏障直接感染胎儿，使胎儿一出生就成为乙肝病毒携带者。为防止乙肝病毒感染，女性要在孕前注射乙肝疫苗。乙肝疫苗是按照"0、1、6"的程序注射的，即从注射第一针之月起计算，满1个月时注射第二针，满6个月时注射第三针，最好在孕前9～16个月开始进行注射。乙肝疫苗免疫率可达95%，免疫有效期在7年以上，如果有必要，可在注射疫苗五六年时加强注射1次。

以上两种疫苗，在注射之前都要进行检查，确认被注射者没有感染风疹和乙肝病毒。

（3）根据需求孕前可选择注射的疫苗：水痘疫苗、流感疫苗、甲肝疫苗，可根据自己的需求向医师咨询，做出选择，进行孕前注射。①水痘疫苗。水痘－带状疱疹病毒引起胚胎感染，则会产生严重后果，导致多种出生缺陷，如瘫痪、肌肉萎缩、多指（趾）、大脑萎缩、小脑发育不全、畸形足、先天性白内障、反复抽搐等，而且病死率相当高。同时，可能导致孕妇患严重肺炎，甚至死亡。目前尚无应对水痘－带状疱疹病毒的特效药，此病毒仍以预防感染为主。可在孕前注射水痘疫苗，孕前患过水痘的女性不必注射疫苗，可放心妊娠，未患过此病的准备妊娠的女性则一定要在孕前注射水痘疫苗。②流感疫苗。流感病毒是很常见的，每年春、冬季节都是流行性感冒暴发的时机。强烈的流感病毒可能会使胎儿畸形，或因高热和病毒的共同作用，使子宫受到刺激而收缩，引起流产。在流感病毒流行的季节，女性在孕前提前接种流感疫苗可以预防感染流感病毒，疫苗应该在孕前至少3个月注射，过晚不利于身体产生抗体，疫苗病毒也可能因时间太短而消退不净，对胎儿产生不利影响。一般注射疫苗后免疫1年左右。北方地区在每年10月底或11月初注射，南方地区在每年11月底或12月初注射。应在注射流感疫苗3个月后再妊娠。③甲肝疫苗。甲肝病毒可以通过水源、饮食传播。妊娠期因内分泌的改变和营养需求量的增加，肝脏负担加重，抵抗病毒的能力减弱，极易感染甲肝病毒。甲肝不会传染给胎儿，但会对孕妇造成严重危害，若孕期演变成重症肝炎，不但危及孕妇生命，还会造成胎儿的非正常死亡。因此，专家建议在受孕前 3 个月注射甲肝疫苗。

17. 孕前夫妻忌滥用药物

女性孕前因病或其他原因服药时，要特别注意。因为有些药物在体内停留和发生作用的时间比较长，孕后会对胎儿产生影响。还有一些女性妊娠之后身体没有明显变化，也不出现妊娠反应，自认为没有妊娠，于是完全不考虑所服药品是否会对胎儿产生影响，结果无意之中伤害了非常脆弱的胎儿。为了防止上述情况的发生，在计划妊娠的前 3 个月就应当慎重用药。

由于用药而导致胎儿畸形，有相当一部分是在还未发现妊娠的时期，所以，在准备妊娠前的一段时间内，用药时就要格外谨慎。用药前要了解某些药物在体内停留的时间，以及是否会给数月后的妊娠、胎儿的形成及发育带来影响，最好能够认真地请教医师或有关专家。

（1）夫妻忌服催眠药：育龄青年夫妻，由于操劳、工作压力等原因，常常出现失眠、乏力、头晕、目眩等症状。为此，经常服用催眠药来调节，但这种做法对受孕是十分有害的。

催眠药对男、女双方的生理功能和生殖功能均有损害，如地西泮（安定）、丙咪嗪等，都可作用于间脑，影响垂体促性腺激素的分泌。男性服用催眠药可使睾酮生成减少，导致阳痿、遗精及性欲缺乏等，从而影响生育能力。女性服用催眠药则可影响下丘脑功能，引起性激素浓度的改变，表现为月经紊乱或闭经，并引起生殖功能障碍，从而影响受孕，造成暂时性不孕。

为了不影响双方的生育能力，准备妊娠的夫妇千万不要服用催眠药。一旦出现失眠现象，最好采取适当休息、加强锻炼、增加营养、调节生活规律等方法来解决，从根本上增强体质，不要靠服用催眠药来改善症状。

一般来说，女性在停用催眠药 20 天后妊娠就不会影响下一代，20 天是最小限度。

（2）忌服激素类药：激素类药品在治疗哮喘、慢性肾炎、皮炎等疾病方面有不可替代的疗效，同时它也会对全身器官组织产生不良刺激。而且某些激素类药物会直接影响精子和卵子的质量，导致胎儿先天性缺陷，有些雌激素药物会增加后代患生殖器官肿瘤的危险，有的甚至会导致性别变化。

（3）禁用抗高血压药：由于不少抗高血压药物都是肾上腺素阻滞药，可作用于交感神经系统而干扰射精，并引起勃起障碍，如甲基多巴、利舍平和噻嗪类利尿药可引起阳痿。长期服用普萘洛尔（心得安）可使患者失去性欲。此外，上述药物可导致女性闭经、溢乳、性兴奋降低或性欲高潮丧失，应在孕前 3 个月停止用这类药。

（4）孕前 3 个月忌用胃肠解痉药：胃肠解痉药可引起阳痿、早泄、逆行射精、性欲冷淡、月经失调、性快感降低，如阿托品、山莨菪碱、普鲁苯辛等。

（5）慎服和禁用抗生素：此慎用类抗生素（如喹诺酮类抗生素）对胎儿可能有影响，应尽量在妊娠 3 个月以前停止使用，3 个月以前服用的必须是短疗程、小剂量的。

禁用类抗生素对胎儿损害严重，应该远离。如氯霉素，可造成胎儿肝内酶系统不健全。引起再生障碍性贫血；磺胺类药，孕晚期使用易引起胎儿黄疸。尽量在妊娠前 6 个月至妊娠后 3 个月内停用可能对妊娠造成不良影响的药物。

（6）忌服导致胎儿畸形的药物：①过度服用维生素 A 和维生素 D 会导致胎儿畸形。新陈代谢后留存在体内的维生素还有可能导致胎儿患小脑症。②神经安定药。地西泮（安定）、苯巴比妥、丙咪嗪等药物会导致胎儿畸形。③感冒药。部分感冒药中含有的成分（如咖啡因）会导致子宫收缩，造成胎儿畸形。④肾上腺皮质激素。长期使用类固醇制剂会导致胎儿畸形。⑤妊娠前 6 个月忌服避孕药。避孕药的某些成分会导致胎儿发生畸形，如生殖系统畸形、腭裂等，至少在妊娠前 6 个月停止服用避孕药。

（7）丈夫用药禁忌：孕前 3 个月夫妻都要慎用药物，包括不要使用含雌激素的护肤品。通常人们对女性使用药物还挺慎重，而对男性用药却不太在意。尤其是在妊娠前，要知道有不少药物对于男性的精子也有很大的损害。正常情况下，睾丸组织与流经睾丸的血液之间有个血－生精小管屏障，很多药物能通过血－生精小管屏障影响精子与卵子结合，如吗啡、氯丙嗪、红霉素、利舍平、解热镇痛药、环丙沙星、酮康唑等，都会影响卵子的受精能力。男性不育症、女性习惯性流产，其中部分原因就是精子受损所致。除此以外，睾丸中含有药物的精液，可通过性生活排入阴道，经阴道黏膜吸收后，进入女性血液循环，影响受精卵健康，使低体重儿及畸形儿发生率增高。所以，孕前夫妻都要谨慎用药，如需要用药，要请医师进行指导。

18. 孕前夫妻要做好健康准备

（1）女性妊娠前应做的健康准备：女性孕前防止把疾病带入孕期，以保孕期自身健康和防止对胎儿发育不利，利于优生。从大的方面讲，女性孕前 3～6个月的保健要注意如下 5 个方面。①合适的体重。如果体重低于正常值，应适当增加饮食，锻炼身体，使体重达到标准，储备足够的营养，为将来胎儿的正常发育打下良好的基础。而超重女性，最好在妊娠之前适当减肥，待降到标准体重后再妊娠。因为妊娠后体重还要增加约 12.5kg，过于肥胖的女性，易发生妊娠高血压、糖尿病、巨大儿、难产等并发症。②体内储备必需的营养。主要是蛋白质、钙、铁、维生素等。准备妊娠的女性可多吃些牛肉、鱼肉、动物肝、绿色蔬菜、乳制品、谷类、海产品等。这些食物含钙、铁、叶酸及微量元素较高，利于防病，确保身体健康，可为孕期做好储备。③戒除不良习惯。吸烟、饮酒、吸毒等对精子、卵子及受精卵均有毒害作用，应在妊娠前先戒除。等妊娠后再戒，为时已晚。④避免工作环境中的不良因素，如放射线、噪声、化工原料等。有条件的应调换工作岗位，以保证身体健康。⑤身体健康离不开好的精神状态。女性妊娠前除了身体健康外，还要有好的心情。精神愉快也是妊娠期间必备的一个重要方面。

（2）准爸爸也要做好健康准备：生儿育女不光是女人的事情，而是夫妻双方的事情。丈夫是直接参与者，而且未来宝宝的健康状况与爸爸的健康状况有很大关系，若认为生育孩子只是女人的事，则大错而特错。如果夫妻决定生育宝宝，准爸爸应该在日常生活中多注意以下几点。①保持精神愉快，避免精神状态长期不佳。人的大脑皮质处于正常工作状态的时候，睾丸的生精功能及性功能正常。如果长期处于压抑、悲观、沮丧、忧愁等状态，大脑皮质会发生紊乱，神经内分泌功能会发生异常，睾丸的生精功能和性功能都会产生障碍，会产生质量不高的精子，直接影响优生。②戒烟酒。最好是在妻子孕前 3 个月丈夫戒掉烟酒。因为男子的精子生成时间为 10 ~ 11 周，这期间如果丈夫吸烟，体内残存的尼古丁会造成精子的异常，进而可能造成妻子流产、死胎、胎盘损坏等现象，或者生出低体重儿、畸形儿、发育不健全的孩子等。乙醇对男性的生殖系统有一定的毒害作用，可以使精子发育不良或丧失活动能力，从而对妊娠产生不良影响。丈夫饮酒过多，可导致新生儿体重过低、智力低下等。有资料表明，妻子妊娠前 1 个月，如丈夫每日饮酒量折合乙醇 30ml，妻子生下的新生儿体重较对照组下降 236g。这种低体重儿会出现喂养难、抵抗力低、易生病、生长发育迟缓、智力低下等现象。③合理饮食，避免饮食不良或偏食。精子的产生与饮食的营养成分有一定的关系。食物中若缺乏钙、磷、维生素 A、维生素 E 等物质，精子的产生就可能受影响，或者产生一些质量差、受孕能力弱的精子。故妻子准备妊娠前，丈夫也应调整饮食，确保各种营养素的供给。④少接触或不接触不良物质或环境。许多化学物质，如铅、汞、镉、锡等都可使精子受到伤害。农药，如二溴氯丙烷、甲基汞等可导致流产、死胎、新生儿缺陷；还有很多药物，如抗组胺药物、吗啡类药物、抗癌药、类固醇药、利尿药等，可导致新生儿缺陷及婴儿发育迟缓、行为异常、颅脑肿瘤等。因此，在妻子妊娠前丈夫应停药半年以上。腹部接受 X 线照射者，应让妻子在 2 ~ 3 个月后受孕为宜。同位素、电磁波或高温作业均可使精子异常，造成新生儿不同程度的缺陷，应尽量避免。⑤避免性生活过频和不当。尽管睾丸每天都可以产生精子，但精子必须在附睾里发育成熟。一次射精之后，一般需要 3 ~ 5 天才能使有生育能力的精子数量恢复正常。因此，过于频繁的性生活会使每次射的精子数量减少，并且会有不正常的精子产生。如果此时受孕，胎儿的健康不能保证。另外，性生活中断、手淫或性生活不规律（如长期分居）等不当现象，会导致前列腺慢性充血，发生无菌性前列腺炎，影响精液的营养成分、精液量、黏稠度等，甚至有可能诱发不育或精子异常。在女性排卵前1周，应将老化的精子排出去，以保证最有生命力的精子与卵子结合。⑥防止睾丸过热，避免热水浴。睾丸产生精子的温度需要比正常人体温低1～1.5℃。有资料表明，精子密度正常的人连续3天在43～44℃的温水中浸泡20分钟，精子密度大为降低。

（3）孕前准备需要3～6个月：孕前夫妻准备包括身体健康、调整生活习惯、防治疾病、补充营养、改变避孕方法等，是比较复杂的事，不是认识了或说了就能办到的事，必须有充分准备和较长时间的调理。比如，停服避孕药后，药物成分完全从女性体内排出，需要3个月以上的时间；人工流产的女性至少要间隔6个月以上才能再次妊娠；接受过X线照射的女性，必须在4周以后才可以妊娠；营养不良贫血的女性在积极治疗后，各种指标达到或接近正常值时才可以妊娠，一般需要几个月的时间。所以，妊娠准备时间需要3～6个月。如果本人对一些准备工作不够认真，还需要更长的时间。总之，具备了符合妊娠条件的时候才可以妊娠。

妊娠准备是为了优生，为了母子健康。在妊娠前必须认真检查，缺什么补什么，有什么病治什么病，彻底改掉不良习惯，丈夫健康、妻子符合妊娠条件才是妊娠的适宜时机。所以，夫妻在妊娠准备期要认真准备，这是为下一代和家庭幸福打基础。

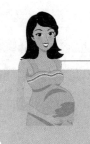

二 孕妇不适、疾病防治及用药要求

怀胎女性称孕妇。女性生育孩子，怀胎需 10 个月的时间，这 10 个月胎儿在母亲腹中生长发育。孕妇由于妊娠身体负担重，健康受到影响，多发生各种不适或者疾病，这些不适和疾病，会影响孕妇的健康，更会对胎儿的生长发育不利，甚至出现畸形儿或流产，所以孕妇预防和治疗不适及疾病非常重要。这一章列举了孕期 30 多种孕妇的不适和疾病，提出了调治和预防措施，希望对孕妇有所帮助。这对孕妇的健康和胎儿的生长发育十分重要，是实现优生的重要措施，希望孕妇重视并付诸实践。

1. 认真应对早孕呕吐

妊娠早期呕吐是早孕反应。女性妊娠后精子卵子结合、胚胎顺利着床，意味着一个新的生命开始。孕妇身体为了适应妊娠会发生一系列的变化，60%～70% 孕妇会出现食欲缺乏、厌油、易疲倦、嗜睡、轻度恶心、晨吐等不适症状。因为妊娠一旦开始孕妈妈内分泌系统功能就会发生改变，多种激素水平波动，尤其是绒毛膜促性腺激素（HCG）的浓度随着妊娠会逐渐升高，到妊娠 2 个多月（停经 10～11 周）达到高峰，持续一段时间之后，又慢慢降下来，此种激素水平的升降正与早孕反应的时间相符，可见，内分泌改变是引起早孕反应的重要原因之一。此外，妊娠会让女性大脑神经中枢兴奋和抑制之间的协调发生短暂的失调，导致自主神经一时紊乱，出现类似恶心、呕吐甚至胃胀等不适症状。

女性在妊娠早期，会出现食欲缺乏、厌食、轻度恶心、呕吐、头晕、倦怠，甚至低热等早孕反应，这是孕妇特有的正常生理反应。早孕反应一般在妊娠第6周出现，以后逐渐明显，在妊娠第9～11周最重。一般在停经12周前自行缓解、消失。此种情况大多数孕妇能够耐受，对生活和工作影响不大，一般无须特殊治疗。

早孕反应中有一种情况是剧吐，也称妊娠呕吐。起初是一般的早孕反应，但逐日加重。表现为反复呕吐，除早上起床后恶心及呕吐外，闻到做饭的味道、看到某种食物也呕吐，吃什么，吐什么，呕吐物中甚至出现胆汁或咖啡渣样物。由于严重呕吐和长期饥饿缺水，机体便消耗自身脂肪，使其中代谢产物——酮体在体内聚集，引起脱水和电解质紊乱，形成酸中毒和尿中酮体阳性。孕妈妈皮肤发干、变皱，眼窝凹陷，身体消瘦，严重影响身体健康，甚至威胁孕妈妈生命。危险超过一般妊娠反应，必须特别重视。

（1）用饮食应对呕吐：①注意饮食调理。孕妈妈宜多吃清淡易消化的食物，如面包、饼干、牛奶、稀粥、果汁、蜂蜜及新鲜水果等。汤类和油腻食物特别容易引起呕吐，不宜多吃。清晨起床时有恶心感，在下床前可吃咸饼干、烤馒头片等，以减轻症状。想吃的时候能吃多少就吃多少，不想吃的时候也要选择适口的东西尽量吃一些。这个时期不要介意是否营养平衡，只要多吃些就好。恶心、呕吐严重的，可在进食方法和品种上加以调整。恶心、呕吐严重的时间多在早晨起床或傍晚，也就是说胃中太空或太饱对孕妇都不好。可以采取少食多餐的方法，不拘泥于一日三餐的固定习惯，尤其是要多吃富含蛋白质和维生素的食物，如乳酪、牛奶、水果等。在晚上准备一些容易消化的食品，如面包、馒头片、乳儿糕、饼干等。早上起床前，先喝一杯白开水，再将已备好的食物吃下，稍躺一会儿再起来，可减少恶心与呕吐。晚饭不要吃得过饱，在睡前加餐，也可减少恶心。②为了减轻呕吐可以在烹调食物时适当使用一些调料，如姜、青辣椒等，使食物略有刺激性，可增进食欲。③热食气味大，妊娠呕吐者比较敏感，可以适当食用冷食或热食凉后再用，以减轻食物气味，减轻呕吐。④可多食用蛋白质、维生素含量高的食物，如乳酪、牛奶、豆浆、藕粉、鸡蛋、水果、蔬菜等。⑤在食物烹调中，可采用植物油，少用动物油，以减少油腻。⑥汤类和油腻食物特别容易引起呕吐，吃饭时孕妈妈不要喝汤、不要喝饮料及吃油腻食物。还要避免吃刺激性强的食物，如少吃辛辣食品。⑦呕吐严重时为了防止脱水，可选食一些含水多的食品，如各种水果、新鲜蔬菜等。这些食品不仅含有大量水分，而且含有丰富的维生素 C 和钙、钾等无机盐，对健康有利，防止呕吐。

这里列举一些可供选用的主食、蔬果、饮品等，见表3。

表3　妊娠反应期孕妇日常宜吃的主食、蔬果、饮品

米饭类	粥、梅肉饭、泡菜饭、紫菜饭、饭团
面包类	三明治（夹火腿、鸡蛋、蔬菜、奶酪、金枪鱼、咸牛肉、炸肉排等）、烤面包片（涂果酱、黄油）、椒盐面包、咸饼干
面条类	冷面、荞麦面、过水面、挂面、宽条面、切面、炒面、毛细面、刀削面
大豆制品	凉拌豆腐、豆腐脑、烫豆腐、炒豆腐、芝麻豆腐、挂芡豆腐、腐竹、豆丝、豆浆
乳制品	酸奶、冰镇牛奶、鲜奶、奶酪、果冻、冰激凌、奶粉
蛋类	蒸蛋羹、炒鸡蛋、色拉、煮荷包蛋
鱼类、贝类、肉类	醋酱拌蒸鸡、鸡肉丝汤、凉拌牛肉、酱牛肉、鱼肉火锅、涮鱼片、鲜贝肉
蔬菜类	凉拌热水焯青菜、醋酱拌青菜、芝麻拌菜、芝麻酱拌菜、拌梅子、色拉（蛋黄酱、法式色拉调味汁）
水果类	果酱、果汁、果子露、水果饮料、橘子汁、杏仁露、酸枣汁
其他	醋拌粉条、炒焖子、糯米丸子、布丁

（2）一般孕吐的食疗方：①红糖陈皮姜茶。生姜、陈皮各10g，加小勺红糖和适量水，煎成糖水饮用。②醋泡姜片。鲜嫩生姜1个，切片后用醋浸泡至变深色，含食。③姜汁柿饼。生姜20g，柿饼2个，加少量开水将柿饼捣烂后蒸煮，每次食用1小勺。④甘蔗姜汁。甘蔗1节，加10g生姜，榨汁饮用。⑤扁豆米汤。

干扁豆10g磨成粉，和米汤一起调和服用。⑥橄榄糯米粥。鲜橄榄50g，捣烂，连同汁水和糯米50g一起熬粥服用。⑦生地黄粥。用大米煮粥，临熟时，加入适量地黄汁，搅匀食用。⑧白术鲫鱼粥。鲫鱼30~60g，去鳞和内脏；白术10g，洗净，加水，煎汁1000ml。然后将鲫鱼和粳米30g加适量水煮粥，粥熟后加入药汁和匀食用。每日1次，连服3~5天。⑨竹茹蜜。将竹茹15g煎水取汁，兑入蜂蜜30g服用。⑩牛奶韭菜末。取牛奶适量煮开，调入洗净切碎的韭菜末服用。⑪姜汁米汤。取生姜汁数滴，放入米汤内，饮用。⑫生姜红糖水。将生姜洗净切片，加红糖适量，用开水冲泡，随时饮用。⑬枇杷叶蜜。将枇杷叶洗净，在火上稍烤，抹去毛绒，加水煎汁，加入蜂蜜服用。⑭橙子蜜煎。橙子用水泡去酸味，加蜂蜜煎汤有滋补强身、消热利水、生津润燥之功效。此款果汁含有良好的可溶性膳食纤维，可有效降低胆固醇，保持心脏健康，预防体内堆积有害代谢物并能快速清除。鲜果汁尽量在5分钟内喝完，不然果汁会被氧化，损失部分营养成分。⑮柚子皮煎汁。将柚子皮洗净，加水煎汁，连服数天。⑯乌梅陈皮粥。乌梅20g，陈皮30g，加适量水煎煮30分钟，去渣取汁，与粳米50g同煮粥，少量频饮。⑰绿豆粥。绿豆适量，与粳米100g同煮粥，饮用。⑱芦藕粥。鲜芦根60g，藕50g，粳米50g。芦根切断去节，水煎取汁300ml，藕切小块与粳米用芦汁煮粥，加冰糖服用。⑲苏叶羊肉汤。苏叶5g，川黄连1.5g，煎汤去渣，汤炖羊肉，汤泡素饼食之。⑳锅巴柚子皮粥。锅巴50g，柚子皮15g，加适量水煮成粥，放少许糖或盐饮用。㉑苹果柠檬汁。苹果、柠檬，10∶1取汁饮用。柠檬有健脾消食之效，有益于孕妈妈安胎助孕，故柠檬有"宜母子"之称。苹果甜酸爽口，可增进食欲，促进消化，可以缓解孕吐，补充碱性物质及钾和维生素，同时可以有效防止孕期水肿。苹果富含纤维素、有机酸，易促进肠胃蠕动，防治便秘。㉒火龙果雪梨汁。火龙果、雪梨，1∶12取汁饮用。火龙果对咳嗽、气喘有独特疗效，可促进肠蠕动、消化、通便，含有丰富的维生素C和膳食纤维；雪梨除烦解渴、清肺润燥，营养价值与苹果差不多。㉓柚子香橙蜜汁。柚子、香橙、蜂蜜或冰糖水，1∶20取汁加蜜糖。柚子中含有丰富的新陈皮，能止咳、化痰、抗病菌，还有除肠胃中恶气，治疗孕妈妈食欲缺乏、口味淡的功效；橙子中含有丰富的果胶、蛋白质、钙、磷、铁及维生素C等多种营养成分，尤其是维生素C的含量最高，橙子有生津止渴、消食开胃的功效，适合孕早期孕妈妈食用，柚子还含有能降血糖的类似于胰岛素的物质，能有效预防孕期高血糖。㉔番茄木瓜蜜汁。材料：番茄、木瓜、蜂蜜或冰糖水，5∶8取汁加蜂蜜或冰糖水。番茄富含维生素C、胡萝卜素、蛋白质、微量元素等，酸甜可口，有美容健身之效，吃番茄可以使皮肤色素沉着减退或消失，还可用于治疗蝴蝶斑等皮肤疾病；木瓜能理脾和胃，能治疗消化不良、呕吐腹泻等疾病。此款果汁富含大量胡萝卜素，在人体内转化为维生素A，可有效防止孕期钙的流失，同时含有酶类，可以促进孕妈妈妊娠期的代谢平衡。㉕大杂烩果汁。苹果、香梨、香橙、猕猴桃，3∶2∶2∶6取汁饮用。猕猴桃果实鲜美，风味独特，酸甜适口，营养丰富，苹果、香梨、香橙含大量维生素C，开胃助消化，有利于营养吸收。

（3）早孕反应精神治疗很重要：①了解相关的医学知识。明白孕育生命是苦乐相伴的自然过程，了解早孕反应的原因和规律，就可增加对早孕反应的耐受力。早孕反应是生理反应，多数孕妇在一两个月后就会好转，因此要以积极的心态度过这一阶段。②放松心情。早孕反应一般不会发展成严重问题。1～2个月后就会过去，不要担心，以轻松的心态度过这个阶段。在这个时期可适当多休息，少做家务活，多找人聊天或给朋友打电话，或去公园走走等，摆脱顾虑转换心情，消除早孕反应。早孕反应与孕妈妈的情绪关系密切，妊娠后心态正常、情绪稳定的人反应就小。③积极转换情绪。要正确认识妊娠过程中出现的不适，学会调整自己的情绪。闲暇时做自己喜欢做的事情，邀朋友小聚、散步、聊天、玩玩手机都可以，搞点自己喜欢的活动。整日情绪低落是不可取的，不利于胎儿的发育。④家人体贴。早孕期间，孕妈妈的身体和心理都有很大变化，早孕反应和情绪的不稳定会影响孕妇的正常生活，这就需要家人的帮助和理解。家人应了解什么是早孕反应，尤其是丈夫，要积极分担家务，使孕妈妈轻松度过妊娠反应期。⑤正确认识妊娠剧吐。一般的早孕反应是不会对孕妈妈和胎儿有影响的，但妊娠剧吐则不然。如果呕吐较严重，不能进食，就要及时就医。当尿液检查酮体为阳性时，则应住院治疗，通过静脉给液补充营养，纠正酸碱失衡和水电解质紊乱。一般经治疗后，妊娠剧吐现象可迅速缓解，呕吐停止，尿量增加，尿酮体由阳性转为阴性。⑥借助外力战胜早孕反应。心情要保持轻松愉快。自学一些保健知识，充分认识早孕反应，解除心理负担。丈夫、亲属、朋友和医务人员的关心能解除孕妇的思想顾虑，增强孕妇战胜妊娠反应的信心；另外，舒适的生活环境也可使早孕反应减轻。⑦适量运动。不要因为恶心呕吐就整日卧床，那样只能加重早孕反应。如果活动太少，恶心、食欲不佳、倦怠等症状就更为严重，易形成恶性循环。适当进行一些轻松的活动，如室外散步、逛公园、做孕妇保健操等，这些都可改善心情，强健身体，减轻早孕反应。

（4）孕妈妈不可用药物止孕吐：妊娠初期，大部分孕妈妈都会有明显的早孕反应，时间长短依个人体质的不同而不同。即使是同一孕妈妈，也会因为不同的妊娠次数而表现出不同的症状。孕妈妈不宜擅自利用药物抵制孕吐。产生孕吐状况的时候，就是最易发生流产的时刻，也是胎儿形成的重要时期，在此期间的胎儿若受到 X 线的照射、某种药物的刺激，或受到病原体的感染等都会产生畸形。抵制孕吐的止吐药中，尤以抗组胺药最具药效，因此经常用来治疗孕吐，但是服用此种药物会使胎儿畸形。抵制孕吐有效的镇静药、催眠药、神经安定药以及维生素 C、阿司匹林等，都会严重危害胎儿。

在此时期，孕妈妈应保持身心平衡，注意饮食，吃些清淡和有助于缓解呕吐的食物，必要时可接受医师的指导，不可轻易用药。

在医师的指导下可以服用一些营养药，现列举如下。①西药。口服维生素 B_1、维生素 B_6 各 10mg 及维生素 C 100mg，每日 3 次。②中药。常用伏龙肝 100g（捣烂）分数次煎服。也可用耐火砖在炉子里烧红后放在水里，口服过滤出来的水。中医用药以和胃止吐为治疗原则。处方：竹茹 9g、佛手 6g、生姜 3 片、黄连 3g、苏梗 9g、旋覆花 9g（包煎）、代赭石 50g、石斛 10g 煎服。③补液。经以上治疗无效而脱水严重者，应考虑补液。医师会通过静脉滴注林格液和葡萄糖来补充营养，通过补给水和营养，使营养状况逐步恢复。如果仍无改善，孕妇身体表现虚弱，体温高达 38℃或 38℃以上，或脉搏每分钟 120 次以上并出现黄疸时，应考虑终止妊娠。

（5）如果早孕反则应剧烈应早去医院：一般早孕反应在清晨空腹时较重，对生活工作影响不大，不需要治疗。只要调节饮食，注意起居，调节精神，在妊娠 12 周左右会自然消失。也有少数孕妈妈反应较重，发展为妊娠剧吐，无法进食或喝水。由于频繁剧吐，呕吐物除食物、黏液外，还可有胆汁和咖啡色渣样物（证明有胃黏膜出血），孕妈妈明显消瘦，尿少，应早到医院检查。

如果出现血压降低，心率加快，伴有黄疸和体温上升，甚至出现脉细、嗜睡和昏迷等一系列危重症状，治疗后妊娠剧吐现象无改善。特别是体温持续超过 38℃，心率超过每分钟 120 次，或出现黄疸者，应考虑终止妊娠，不宜强求保胎。因为这种情况容易产生体质不良的婴儿，甚至是畸形儿，保胎无益。

2. 对流产的防治要区别对待

女性妊娠不足 28 周，胎儿体重不足 1000g 而终止妊娠的称为流产。流产分为自然流产和人工流产。妊娠不足 12 周发生流产者称为早期流产，妊娠达 12 周而不足 28 周者称为晚期流产。自然流产发生率占妊娠数的 10%～15%，其中早期自然流产占 7%。人工流产是人为的停止妊娠，多以手术方式进行。

自然流产的病因多种多样，早期流产中胚胎染色体异常占 50%～60%，导致胚胎染色体异常的原因有生殖细胞的染色体异常或父母染色体异常。夫妇任何一方有染色体异常均可传至子代而导致流产。染色体异常主要是染色体数目异常，如多倍体、三倍体及 X 单体等；其次是染色体结构异常，如染色体倒位、重复、缺失和易位等。

另外，孕妇本身的不良因素亦能导致流产，如孕早期活动不当、高热、细菌或病毒感染、严重贫血、伴有血管病变的慢性疾病、子宫发育畸形或宫颈功能不全、黄体功能不足、甲状腺功能亢进、糖尿病、嗜烟酒、吸食毒品、过量饮用咖啡、外伤、过多性生活等。黄体功能不足会导致孕激素水平下降，引起流产。另外，免疫功能异常。如母子血型不合、夫妻双方免疫不适应，接触铅、苯、砷等有害化学物质及射线等均可引起流产。恐惧、焦虑、忧伤等精神创伤也可导致流产。

因此，防治流产必须区别对待，多方面着手，不能盲目保胎。

（1）有的自然流产不要盲目保胎：流产的胎儿一般不能存活。很多孕妇很怕流产，遇到不适时就千方百计保胎，人们这种害怕流产和盲目保胎的思想和做法存在一定的误区。因为有些流产是自然淘汰，如果盲目保胎则不利于优生。

如果是外界因素（如撞击孕妈妈腹部等）引起的流产，若仅有流产先兆，则应注意休息，适当采用保胎药物如黄体酮及镇静药等。必要时应到妇产科检查，做尿妊娠试验及B超检查，以确定胎儿的发育情况，然后再决定是保胎还是流产。

如果是孕卵异常造成的早期流产，也就是说，夫妻某一方的精子或卵子有缺陷而形成异常孕卵，这种异常孕卵在子宫内不能发育成熟，绝大多数会在孕早期死亡而流产。此种流产无法保胎，而且也没有必要保胎。近年来，随着优生学和遗传研究的发展，学者们通过大量的实验研究后提出，流产是一种非常重要的、自然的生殖选择。这种自然选择使95%的染色体异常胎儿在妊娠28周以前流产而自然淘汰，避免了异常胎儿的出生，保证了优生。也就是说，流产并非都是坏事，有的反而是好事，是自然选择，是优生的保证。

如果流产不是由于孕卵异常造成的，而是由于孕妈妈本身存在着影响胎儿生长发育的不良因素，如生殖器官的疾病（子宫黏膜下肌瘤）或子宫严重畸形等，流产常常也是不可避免的，即使保胎也保不住。所以，对此类流产进行保胎是没有意义的。

此外，还有一部分流产是由孕妇妊娠期患急、慢性疾病造成的，如流行性感冒，肝炎、肺炎、心脏病、严重贫血等。此种情况能否保胎也应根据孕妈妈病情的恢复情况而定。若孕妈妈病情较重，且在治疗过程中使用了大量对胎儿有影响的药物，也不应盲目保胎，以免顾此失彼，影响母子健康，产下畸形儿。

妊娠后如果有多次阴道出血，在排除其他原因后，要考虑可能是流产，这种情况也不应再保胎。

（2）先兆流产、习惯性流产可以保胎：①先兆流产的保胎。是指有流产的表现，但经保胎处理后，可能继续妊娠至足月者。在妊娠早期，常发生早孕反应，并有少量阴道出血，常伴发轻微的间歇性腹痛。妇科检查子宫口未开大，羊膜囊未破裂，子宫大小与停经月份相符，妊娠试验阳性，B超检查确定为宫内妊娠。如果胚胎正常，或B超检查见胎心搏动，可以在医师的指导下应用黄体酮、维生素E、孕康口服液及中药等保胎治疗，必要时可口服对胎儿危害小的镇静药。若阴道出血量增多或下腹部疼痛加剧，可能会难免流产，这时要及时去医院就诊，清除妊娠组织，减少出血及感染。妊娠前3个月子宫较敏感，有时出现轻微的下腹坠痛，但这不是先兆流产，出现这种情况时应注意休息。②习惯性流产的保胎。这种流产往往每次发生于同一妊娠月份，而流产的过程可经历前述的临床类型。习惯性流产易使人们误解为流产是注定的、不可避免的，因而，近年来国际上常用复发性早期自然流产取代习惯性流产，并提议改为连续发生2次的自然流产。习惯性流产患者妊娠后为防止再发生流产，可请医师用保胎药物治疗。在使用保胎药的同时，应注意卧床休息，减少妇科检查，禁止性生活，以便提高疗效。对于习惯性流产者，保胎前要先查明原因，如果是由于胚胎发育异常造成的流产，则不宜保胎；如果系宫颈功能不全所致，则应于妊娠14～16周行宫颈内口环扎术。定期复诊，孕晚期提前入院，临产前要提前拆除缝线。对于不明原因的习惯性流产是可以保胎的，当有妊娠征象时即开始按照黄体功能不全治疗，应用黄体酮或HCG，用药直至超过以往妊娠流产月份。

（3）习惯性流产及应对措施：①习惯性流产的原因。自然流产连续3次以上者称习惯性流产。引起习惯性流产的原因很多，目前各种研究证实，妊娠早期发生习惯性流产者60%以上是由于孕妇及其爱人存在遗传基因缺陷或受外界不良环境（如放射、药物等影响而导致胚胎染色体异常）影响所造成。此外，习惯性早期流产的原因还有黄体功能不全、甲状腺功能减退、子宫畸形、子宫腔粘连、子宫肌瘤等。习惯性晚期流产最常见的原因是子宫颈内口松弛、先天性发育异常，也可因分娩、刮宫或子宫颈手术造成。另外，梅毒感染也可导致习惯性晚期流产，这种流产的胎儿都是死胎。②习惯性流产的防止措施。患习惯性流产的女性在前次流产后，下次妊娠前，应与丈夫一起到医院进行详细的检查，找出病因，然后针对病因进行治疗。因黄体功能不全、甲状腺功能减退等疾病引起的可给予药物治疗，因子宫畸形、子宫肌瘤、宫腔粘连引起的可行手术治疗。如夫妇双方之一有染色体异常者，胎儿发生染色体异常的可能性极大，即使妊娠后不发生流产而足月分娩，娩出之胎儿畸形发生率也比较高。目前对染色体异常尚无特殊的治疗办法，所以这样的夫妇最好采取避孕措施，如一定要生育，必须在妊娠 4～5 个月到医院进行羊水检查或 B 超检查，检查胎儿脱落细胞有无染色体异常。一经发现胎儿有染色体异常应立即终止妊娠。因子宫颈内口松弛引起的习惯性流产可在妊娠 12～20 周，或比以往发生流产的妊娠月份提前到医院，进行子宫颈内口缝扎手术，以紧缩子宫颈内口。手术后，在医院卧床休息至以往发生流产的妊娠月份之后，妊娠足月时拆除子宫颈的缝扎线。对病因不明习惯性流产的女性，在月经稍有过期、疑有妊娠可能时即应卧床，并禁止性生活，补充维生素 B、维生素 C、维生素 E，口服镇静药，消除精神紧张，其卧床、用药时间必须超过以往发生流产的妊娠月份以达到保胎的目的。

（4）先兆流产查明原因再用药：保胎药的主要成分有孕激素，孕激素对妊娠起着重要的作用，如果孕期孕激素不足会造成流产或其他不良后果。然而保胎药并非多多益善，更不是人人都需要用保胎药。一般孕妇本身所产孕激素的量是足够的，不必补充。若出现异常情况，必须先经医师检查诊断，需用孕激素保胎时，应在医师的指导下使用。倘若自行滥用，不仅无益反而有害。

孕激素过量还可造成胎儿生长畸形，可使女胎男性化，还可能引起男婴尿道下裂等畸形。妊娠后孕妈妈的消化功能减退，胃酸减少，出现胃灼热、腹胀、便秘等不适，也是由孕期孕激素增高使胃肠道平滑肌收缩减慢造成的。

黄体酮是常用的保胎药，但不能任意使用，否则将产生不良后果。若孕妇体内黄体酮功能不足引起先兆流产,可使用黄体酮进行保胎。但若胚胎已死亡,却盲目使用黄体酮会使子宫受抑制,使子宫收缩功能减弱,则胚胎难以排出,引起不全流产或刮宫困难,造成出血增多、继发感染等。如果由疲劳、外伤引起先兆流产时,大剂量使用黄体酮,还可能导致女性胎儿男性化或胎儿外阴部发育障碍。

孕妈妈一旦发现有先兆流产症状时,应马上去医院检查,查明引起先兆流产的原因,如果先兆流产是由黄体酮功能不足引起的,那就可以在医师的指导下使用黄体酮,若是其他原因引起的先兆流产,就不能盲目使用黄体酮保胎,以免给孕妇和胎儿带来更大的危害。

(5)要重视流产的危险信号:流产前会出现相应的先兆,如有下腹部阵痛或阴道出血,无疑需先想到是流产的先兆。阴道出血的颜色,有茶褐色的,有鲜红色的,有时也有少量带黑色的。如在下腹疼痛的同时就见到阴道出血,应立即去医院。

虽然出现下腹部痛是流产的征兆,但是在妊娠16周胎盘发育完成以前和以后,则有不同的症状。妊娠16周以前的流产症状:有阴道出血及下腹部疼痛,其中有的胎儿会随着阴道出血而流出来;妊娠16周以后的流产症状:有阴道出血及下腹部疼痛,而且疼痛的感觉会越来越强烈。不过当胎儿、卵膜、胎盘流出来以后,出血量就会减少,疼痛也会减轻很多,与正常的分娩情形相类似。如有出血多的情况,应及时去医院。所以孕妇要注意这些不同的流产危险信号,对症应对。

(6)预防流产的措施:①计划在适孕年龄生产,不要当高龄产妇或高龄产爸。②谨记自己的月经日期及可能受孕的时间。③注意均衡营养,补充维生素与矿物质。④养成良好的生活习惯,起居要规律。学会缓和情绪反应和缓解工作压力。⑤改善工作环境,避开所有的污染物质。⑥孕前要检查有无任何感染,必要时先使用抗生素彻底治疗。⑦黄体酮分泌时间过短或分泌不足的女性,最好在月经中期和妊娠初期补充黄体酮。⑧若患有内科合并疾病,应先积极治疗,待病情得到控制或稳定一段时间以后再考虑妊娠。⑨如果证实为子宫颈闭锁不全,最好在妊娠 14 ～ 15 周施行子宫颈缝合术。⑩习惯性流产（自然流产 3 次以上）的女性应该进行详尽的检查，包括妇科 B 超检查、血液特殊抗体监测、内分泌荷尔蒙测定和夫妻双方血液病染色体分析等。

（7）防流产要注意防病：孕早期如果孕妇患病，因胎儿还很小，极容易引起流产，因此要注意防病。①预防感冒。妊娠期间尤其是妊娠早期，由于孕妇抵抗力较低，很容易感冒。孕妈妈患感冒对胎儿不利，有两方面的影响：一是感冒病毒直接影响。病毒通过胎盘进入胎儿体内，可能引起先天性畸形，如先天性心脏病、唇腭裂、脑积水、无脑儿等。二是病毒的毒素及发热可能诱发流产。一般来说，普通感冒造成以上影响的可能性很小，应与其他病毒感染，如风疹病毒、巨细胞病毒、疱疹病毒等加以区别，但也必须小心。感冒的治疗应在医师的指导下进行用药，而且到孕中期应做产前诊断，以便及早发现胎儿可能出现的异常，早加处理。②防止发生胃烧灼疼痛。妊娠女性自妊娠 2 个月起，血液中孕激素水平逐渐增高，会使胃贲门括约肌变得松弛，以致胃液反流到食管下段，刺激此处痛觉感受器，从而引起胃烧灼感，并且因妊娠胃酸的分泌增多，也会使疼痛加重导致流产。孕妈妈在孕早期出现这种情况时，可在饮食调理上加以注意，以减轻症状。如就餐时不要过于饱食，以免胃液反流加重，可少食多餐。孕妈妈不要一次性喝大量饮料，更要注意避免喝浓茶、咖啡和吃巧克力，因为这些食物会使括约肌更松弛，加重病情。孕妈妈要慎用抗胆碱药物，如阿托品、甲氧氯普胺（胃复安）等，这些药物可使贲门括约肌松弛而诱发疼痛，或发生流产。③防患风疹。风疹是由风疹病毒引起的出疹性传染病。是一种危险的致畸因素。早孕 3 个月内是胚胎器官形成的重要时期，此时孕妇若受风疹病毒感染，病毒可以通过胎盘感染胎儿。感染时间越早，其危害越大，或导致胚胎夭折、流产，或影响胚胎发育，产生多种先天性损害，称为先天性风疹综合征。此综合征主要表现有白内障、青光眼、视网膜病变及小眼球、耳聋、先天性心脏病、中枢神经系统疾病（小头畸形、脑炎、智力障碍）或骨损害、肝脾大、血小板减少、新生儿体重低下等。有些症状出生后即表现出来，有些则经数月至数年才出现。因此，妊娠时要预防风疹病。如早孕期女性确诊为风疹感染，应行人工流产术终止妊娠，切不可抱有侥幸心理等待分娩。④防治泌尿生殖系统感染。泌尿生殖系统感染是妊娠期最常见的伴发病之一，也是造成流产的原因之一。病原菌以大肠埃希菌为多见。妊娠后由于激素的影响致输尿管张力减低、蠕动减弱；增大的子宫及卵巢静脉充盈，使输尿管在骨盆边缘处于受压迫状态，而产生掷分梗阻及扩张，从而导致尿潴留。大肠埃希菌存在于肠道中，并能黏附在尿道上皮细胞上而不易被尿液冲走，在尿潴留的基础上，易致泌尿生殖系统感染，也可通过淋巴系统、血行或自尿路上行感染发病。孕妈妈为预防泌尿生殖系统感染，应强调注意卫生习惯。如每日清洁外阴，更换内裤，保持大便通畅，排便后手纸应由前向后擦大便，减少肠道细菌污染阴道及尿道的机会。医护人员给孕妇进行外阴、阴道操作或导尿时，要严格执行无菌操作。

（8）孕妈妈忌用容易引起流产的中药和农药：中药中有不少药物会造成"轻则动胎，重则堕胎"的后果，所以根据药性可将一些中药分为妊娠期禁用、慎用和避免单独使用三类。前两类大多属于重镇、滑胎、攻破、峻泻、辛香走窜、大毒、大热的药物。禁用药物有巴豆、牵牛子、斑蝥、水银、大戟、土牛膝、商陆、麝香、蜈蚣和莪术等；慎用的药物有附子、乌头、生大黄、芒硝、甘遂、芫花、三棱、刘寄奴、皂角刺、生五灵脂、穿山甲（代）、雄黄、沉香、没药等；妊娠期应避免单独使用的药物有当归尾、红花、桃仁、蒲黄、苏木、郁金、枳实、槟榔，厚朴、花椒、苦葶苈子、牛黄、木通、滑石等。以上药物中，有的对子宫串滑肌有兴奋作用，如麝香、大戟、红花等；有的因有强烈的刺激作用，可引起盆腔充血及子宫收缩，如巴豆、芦荟、芒硝、生大黄、牵牛子、商陆、斑蝥等；狗皮膏药（活血风寒膏）、伤湿止痛膏中含有麝香、三棱、乳香、没药等成分，也不适合孕妇贴于腰部。

孕妈妈不要接触农药。现在农业生产中使用农药很多，如果孕妈妈参加使用农药或接触农药的生产，就有可能危害胎儿。有的孕妈妈在从事喷洒农药的劳动中，自以为戴上大口罩就没有问题了，其实这种认识是不符合科学道理的。农药可以从皮肤任何地方侵入。

目前，农村大量使用的是有机磷农药，这种农药成分进入孕妈妈体内后，经过胎盘进入胎儿体内，从而导致胎儿生长缓慢、发育不全、畸形或功能障碍等，也有的引起流产、早产、在宫内死亡等，造成严重的不良后果。特别是孕早期，胚胎的各器官正在形成中，对外界有害因素的干扰与损害特别敏感，故此时孕妈妈接触农药更容易出现胎儿先天性畸形。

孕妈妈戴口罩接触农药是自欺欺人的做法。有机磷农药不但可以通过呼吸道进入人体，还可以通过皮肤和黏膜进入人体。在喷洒农药时，农药呈细雾状，布满空间，人体根本无法防止。

（9）孕妈妈防流产要注意生活细节：妊娠后孕妈妈要保持心情愉快。情绪平稳，按时起居，睡眠充足，避免身心过劳，要想方设法减轻早孕反应带来的不安，争取多进食，保证自身和胎儿的营养需要，这是预防流产必须要注意的。

孕妇身体不要长时间同一种姿势，避免反复做腰部用力动作；不要长时间骑车、乘车、开车，以防过于劳累而引发早期流产，特别是有过流产史的孕妇要格外注意。孕妇还要减少外出。

应禁止性生活。因为性生活刺激性强，动作大，极易引起流产。

保持外阴清洁。由于白带增多，孕妇应每天用专用盆和浴巾及温开水清洗外阴2～3次。清洗外阴时避免用普通肥皂。患宫颈糜烂、滴虫病、念珠菌病者，要及时请医师治疗。

注意饮食防流产。孕妈妈孕初要减轻孕吐，此时正是孕妇妊娠呕吐比较严重的时期。孕妇应多吃清淡易消化的食物，如面包、饼干、牛奶、稀粥、果汁、蜂蜜及新鲜水果等。汤类和油腻食物特别容易引起呕吐，宜少吃。清晨起床时有恶心感，可吃些饼干、烤馒头片等。能吃的时候，能吃进多少就吃多少，不想吃的时候也选择合口的东西尽量吃一些。这个时期不要介意是否营养平衡，只要多吃些就好。

妊娠第2个月即妊娠早期会出现恶心，没有食欲，空腹时想吐等症状，这种特征是早孕反应。这时，不可随意服用缓和早孕反应的药物，要坚持尽可能进食，不要滥用营养剂。为了减轻早孕反应，要从以下几点来应对早孕反应。

放松身心。早孕反应不会发展成严重问题，一两个月后就会过去，不要担心，保持乐观的心态。可适当休息，少做家务活，多和家人、朋友聊天，装饰自己的房间或逛逛公园等，摆脱顾虑，转换心情，缓解早孕反应。

减轻家务，让丈夫多做一些家务活，有什么要求尽管向丈夫和家人提出，得到满足心情就好。丈夫和家人也要理解孕妇，尽可能使其精神愉快，以减轻早孕反应。反应严重时，要及时到医院，请医师帮助调理。

（10）孕妇的坐姿、站姿、睡姿及行走姿势要安全：①孕妈妈的坐姿要轻松安全。坐姿轻松与否和安全与否的问题针对孕妈妈来说尤为重要，稍不注意就可能坐空或坐歪椅子而摔倒，这可不是小事，有引起流产的危险。孕妇坐椅子的正确姿势应该是：深深地正正地坐在椅子上，后背笔直地靠着椅背，两腿髋关节和膝关节成直角，大腿呈水平状态。孕妈妈最好坐有椅背的椅子，不要坐无靠背的方凳，方凳无依靠危险性大，容易摔倒。坐的时间如果较长，要在脚下放一木台阶抬高腿，有利于休息。②孕妈妈应取正确的行走姿势。行走姿势得当，会使人不感觉累，也比较安全。很多人用猫腰或过分挺胸的姿势行走，这不但不好看，而且还会感到劳累。尤其是孕妈妈这样走会压迫腹部或使重心后移，不但劳累而且很不安全。孕妈妈应选择正确的行走姿势：抬头，伸直脖子，挺直后背绷紧臀部，使身体重心稍向前移，并能使较大的腹部抬起来，保持全身平衡的姿势向前行走，眼睛既能远眺前方又能平视眼前。③孕妈妈应取正确的站立姿势。平时有些人在站立时不讲究姿势，或两腿并立，直挺身子，或歪腰斜脖，站不正，立不稳，这当然不利于身体休息。如长时间站立，隔几分钟就要把两腿的位置前后换一下，把体重放在伸出的前腿上，这样可以减轻疲劳。④孕妈妈要注意正确的上、下楼梯的姿势。上、下楼梯对于孕妈妈来说是有危险的，稍不注意就可能摔倒。有些事孕妈妈可结合起来办，尽量减少上、下楼梯的次数。上楼梯时注意扶好楼梯栏杆把手，要看清脚下，以慢为好。有电梯的一定要利用。⑤孕妈妈睡眠的姿势与母子健康关系十分密切。一般强调妊娠 6 个月以后不宜长时间仰卧或右侧卧位，最好采取左侧卧位。女性妊娠期间，由于胎儿在母体内不断地生长发育，子宫逐渐增大，到妊娠中、晚期，腹部大部分被子宫占据。孕妇如果仰卧位睡眠，增大的子宫就会向后压迫股主动脉，使子宫供血明显减少。影响胎儿生长发育。仰卧时增大的子宫还可以压迫下肢静脉，使孕妇下肢静脉血液回流受阻，引起下肢及外阴部水肿、静脉曲张。同时，由于回心血量少，造成全身各器官的供血量减少，从而引起胸闷、头晕、恶心、呕吐、血压下降，医学称之为"仰卧位低血压综合征"。

（11）孕妈妈应回避的不适工作环境：妊娠期凡是对孕妇身体不利的工作和环境都应该回避，以免影响自身健康和伤着胎儿。常见的不适情况有以下几种：①过重的体力劳动，如搬运工作；②频繁上、下楼梯的工作，如送公文或文件的服务员工作；③接触刺激性物质或某些有毒化学物品的工作，如石油化工厂某些车间的工作；④有放射线辐射危险的工作，如从事放射性技术的工作；⑤振动或冲击能波及腹部的工作，如公共汽车售票员的工作；⑥不能得到适当休息的流水作业的工作；⑦长时间站立的工作、如售货员、电梯服务员、招待员等的工作；⑧高温环境工作或环境温度过低，如冰库工作；⑨高度紧张的工作，如机器作业的工作；⑩单独一人的工作，万一发生问题无人帮助的工作。

以上情况均对孕妈妈身体不利，应暂时回避。为了母子的健康，在孕期应暂时调换其他能够胜任而无害的工作。

（12）孕妈妈不要参加剧烈活动：孕妈妈要适当参加运动和活动，可以调节神经系统的功能，增进心肺活力，促进血液循环，有助于消化和睡眠，有利于强身壮体，也有利于胎儿生长发育。所以，主张孕妈妈在不同的孕期，根据身体状况，参加适当的体育锻炼和劳动等活动。但是，孕妈妈的运动和劳动一定要注意适度，不可参加剧烈的活动和过量的劳动，以防自己疲劳和伤着胎儿。为此，锻炼和劳动中要注意以下几点。①孕妈妈在劳动中不可肩挑重担，不要提取重物或参加长时间蹲着、站着或弯腰的劳动。这些过重的活动会压迫腹部或引起过度劳累，会导致胎儿不适，对发育不利或造成流产。在劳动中忌干重活，只能做力所能及的轻活。②常骑自行车的女性，妊娠以后，最好不要再骑自行车，以防上下车不便，出现意外，伤着胎儿。③孕妈妈参加体育锻炼不要跑步、举重、打篮球、踢足球、打羽毛球、打乒乓球等。这些体育运动不但体力消耗大，而且伸背、弯腰、跳高等动作太大，容易引起流产。

（13）第一胎不应做人工流产：调查表明，未生育过的女性第一胎就做人工流产比已经生育过的女性引起并发症的概率要高得多，如引起盆腔炎、附件炎等。未生育过的女性，其子宫颈比较紧，颈管较长，子宫位置又不易矫正，如做人工流产，则容易造成手术时的损伤和粘连。尽管人工流产引起的并发症大多数经过治疗可以痊愈，但也有少数久治不愈，如盆腔炎等。因此，人工流产对未生育过的女性来说，存在着一定的不安全性，尤其是对孕前即有月经稀少、经期不规律的女性更不利。此外，未生育过就先做人工流产，还有可能引起一些与将来妊娠分娩有关的产科方面的并发症，如早产、大出血、胎盘滞留等，严重时将威胁母子生命。

所以，不想近期生育的新婚夫妇，要采取有效的避孕措施，尽量避免计划外生育。第一胎不做人工流产，这对自身健康和以后生育均有利。

（14）注意流产后的保健：人工流产或自然流产对女性身体都有一定影响，因此要注意流产后的保健，主要注意事项有以下5个方面。①加强营养。孕妈妈流产后会或多或少地失血，加上早孕阶段的妊娠反应，流产后一般身体会变得比较虚弱，有些人还会出现轻度贫血。因此，流产后应多吃些营养食物及新鲜蔬菜和水果，如瘦肉、鱼、蛋、鸡、乳、海产品、大豆制品等。②注意个人卫生。流产时，子宫颈口开放，至完全闭合需要一定时间。故流产后，要特别注意讲究个人卫生。要保持阴部清洁，内裤要常洗常换。半个月内不可盆浴。流产后1个月内，子宫尚未完全恢复，要严禁性生活，以防感染。③休息好，防止过度疲劳。流产后应休息两周，不可过早地参加体力劳动，严防过度疲劳和受冷受潮，否则，易发生子宫脱垂的病症。④保持心情愉快。不少女性对流产缺乏科学的认识，流产后情绪消沉，有些人还担心以后再次发生流产而忧心忡忡，这些顾虑是不必要的。⑤不可急于再次妊娠。流产后子宫内膜需要 3 个月的时间才能完全恢复正常，在此期间，应严防再次妊娠，因为妊娠对胎儿的生长和孕妇以后的生产都不利。

3. 孕妇白带增多或阴道出血应注意的问题

（1）白带增多：女性的白带是由阴道黏膜渗出物、子宫颈腺体、子宫内膜及输卵管的分泌物形成的混合物，它的多少主要受女性体内雌激素水平的影响。女性妊娠后，卵巢的黄体便会分泌大量的雌激素和孕激素，以维持受精卵的着床和发育。因为雌激素和孕激素始终保持着高水平状态，从而使得外阴和子宫颈的腺体一直分泌旺盛，致使白带增多，这是一种正常的生理现象。其阴道分泌物呈乳白色或稀薄的雪花膏的颜色，气味也不强烈，属于生理性变化，只是感到不适，不是疾病，也不用担心。

注意白带卫生需注意以下几点。①孕妇必须注意加强外阴的清洁。每天可用温开水清洗外阴 2 ～ 3 次，注意不要清洗阴道内部。②孕妇要每天更换内裤，洗净的内裤要在日光下晾晒，以利杀菌，防止细菌侵入阴道。③孕妇在每次排便后，要用硼酸水浸泡过的脱脂棉块，由前向后对外阴进行擦拭。④外阴出现瘙痒时，孕妇在洗澡时不要使用碱性大的清洗剂。⑤若孕妇在白带增多的同时，颜色及性状也发生变化，如果带下呈脓样，或带有红色，或者混有豆腐渣样物，加之外阴部瘙痒，并有不好的味道，应立即去医院检查。因为白带增多，护理不当，则可引起外阴炎或阴道炎，导致胎儿出生经过阴道时受感染。

如果白带量很多，颜色及性状发生改变，甚至有很浓的腥臭味，这就不正常了，医学上称为病理性白带（异常白带）。病理性白带增多可以根据白带色、质、量及伴有症状等特点来初步推测其病因。女性可以根据白带的性状进行自我观察，以便及早发现病理性白带，及时检查、治疗。如果孕前发现白带异常，若不及时治疗则妊娠后病情会加重，而且在分娩时，很可能通过产道将病菌感染给胎儿，所以在孕前预防带下病尤为重要。

异常白带性状详见表4。

表4 异常白带性状

性 状	可能疾病
大量无色透明黏性白带	慢性宫颈内膜炎、卵巢功能失调、阴道腺体病等
白色或灰黄色泡沫状白带	滴虫阴道炎，常伴有外阴瘙痒
凝乳状白带	念珠菌阴道炎，常伴有严重外阴瘙痒或灼痛感
灰色鱼腥味白带	细菌性尿道炎
黄色或黄绿色脓样白带	滴虫或淋菌等细菌性阴道炎、宫颈炎，也有可能是宫颈癌或阴道癌
血性白带	宫颈息肉、黏膜下肌瘤或宫颈癌、子宫内膜癌
水样白带，通常伴有奇臭	黏膜下肌瘤伴感染或宫颈、阴道、卵巢的癌变

带下病的预防措施具体如下。①每月1次阴部自检，了解自己的身体信息。每月1次的阴部自检非常重要，因为这有助于及早发现可能出现的妇科疾病，把握自己的身体信息，将会更有把握赢得健康。阴部自检可用1个小镜子做工具，在沐浴后即可查看，当发现有异常，应让医师给予指导。②注意调理饮食。饮食不节可造成体虚而致带下病，不要过食辛辣（姜、椒）、刺激性较强的食物，或饮烈性酒，以免黄色秽浊之液下注；也不要过食生冷食品，以免损伤脾胃，不能化温。③节欲益肾。房事不节，纵欲无度，是产生肾虚带下的重要原因。故此病的预防首先应节制性生活，一般每周1～2次为度。④调摄情志。赤带的产生与肝郁火旺关系密切，而导致肝郁的最主要因素是情志不舒，女性与男性相比，心胸较窄，好计较小事，邻里的语言、公婆的表情、丈夫的态度等，都可引起女性的情绪变化。明白了情志不舒可以致病的道理后，应心胸宽阔、识大体、顾大局，以理智控制自己的感情，这样导致肝郁的缘由即可以消除。还要注意卫生。⑤个人贴身物品，如内裤、泳衣要单独放置，专用。⑥少去公共浴池、泳池。在外住宿，自带随身衣物，少用他人或旅馆提供的浴巾、衣物等。⑦采用淋浴，最好不用盆浴。⑧贴身衣物要勤洗勤换，并在阳光下晒干。⑨每天用温开水（开水晾温）

清洗外阴和阴道口，用具（盆、毛巾等）要专用，干净卫生。除医师开的处方外，不要用任何洗液，洗液会破坏阴道自身的酸碱平衡。尤其是每次性生活前要注意卫生，双方要清洗外生殖器。

若孕妇在白带增多的同时，颜色及性状也发生变化，并有不好的味道，应立即去医院检查。因白带增多，护理不当则可引起外阴炎或阴道炎，导致胎儿出生经过阴道时受感染。

（2）阴道出血：孕妇停经30天又发生阴道出血时，大多是流产的表现。由于引起流产的各种原因，使胚胎组织不能牢固地种植在子宫蜕膜内，而与蜕膜分离，剥离处的小血管破裂就会发生阴道出血。如果胚胎正常，剥离面积不大，可采取保胎措施，妊娠可继续进行，否则流产将不能避免。

此外，异位妊娠、葡萄胎、子宫颈息肉、宫颈重度糜烂、宫颈癌、阴道炎等也可有阴道出血情况。所以，一旦发生阴道出血，不管出血量多少都不可忽视，应查明原因，及时处理。

也有少数正常孕妇在妊娠后还会在该来月经的日期发生少量阴道出血，一般只来一两次，没有任何不适，如果胎儿继续增长，又找不到造成出血的原因，可不必处理，但需要严密观察。

妊娠中、晚期阴道出血，常见于前置胎盘和胎盘早剥。前置胎盘就是胎盘着床的部位不在子宫腔的上面，而下移至子宫口的出口部，可造成两种后果：一是难产；二是没有先兆地忽然大量地出血，可危及孕妇及胎儿的生命。胎盘早剥，也是一种异常情况，因为胎盘是为胎儿发育输送氧气和营养物质的通道，胎儿未出生胎盘先剥离，会造成严重后果。

以上是妊娠期阴道出血常见的原因，因此，无论是孕早期，还是孕中、晚期，凡是发现有出血现象，一定要尽快就医，以免延误诊断和治疗时间。

4. 女性妊娠后来月经的原因

有些女性妊娠后，在应来月经的时间又会有短期少量的月经样阴道出血，还有人不知道妊娠，把这次出血当作月经，而使预产期计日后延。其实这不是月经，而是蜕膜出血，中医称之为"激经"。

妊娠后又来"月经"，可能是受精卵着床后的一种生理反应。在妊娠前3个月，由于妊娠囊还未占据整个子宫腔，在包蜕膜与壁蜕膜之间存在空隙，在两膜融合的过程中，于每月应该来月经的时间，可有蜕膜脱落而发生少量阴道出血。这种情况多见于身体健康的女性。对母体和胎儿生长发育都没有不良影响，不必紧张，一般于妊娠3个月后可消失，只是注意区别与月经出血的不同，以免计算预产期不准确。

如果出血量较多，甚至超过月经量，或伴有腹痛，则可能是先兆流产，应及时到医院按流产医治。

5. 妊娠下肢痉挛从补钙入手

妊娠的女性，特别是第一次妊娠的女性，在妊娠5个月以后往往在睡梦中因小腿抽筋而惊醒。一般每夜可发生多次，甚至20次左右，每次持续时间1～3分钟，这就是妊娠期下肢痉挛症，习惯上称之为腿抽筋，特别影响孕妇休息。

孕妈妈下肢痉挛多是由缺钙引起的，孕期到四五个月后，胎儿发育很快，需要大量钙质，孕妈妈体内钙不足时，人体的神经肌肉兴奋就增高，容易被"激动"，肌肉被"激动"时，其表现就是收缩，而肌肉收缩如果呈现持久状态就会发生痉挛，表现为抽筋。

所以，孕妈妈在妊娠中、晚期，由于胎儿骨骼和牙齿的发育需要相当多的钙质，以满足胎儿自身的需要，从而引起孕妈妈缺钙，出现血钙降低，出现了下肢痉挛的症状。如果孕妈妈缺钙严重，则胎儿和孕妇都会出现骨质软化症，胎儿就会出现先天性佝偻病或缺钙性抽搐，后果严重。因此孕妈妈必须加强补钙，防止下肢痉挛，以利优生。孕妈妈补钙可从饮食入手，从妊娠3个月始至孕晚期要明显地增加饮食中的钙含量，每天摄入钙3～15g。孕妈妈要多食含钙的食物，如鱼、鸡蛋、虾皮、青菜、豆腐、腐竹、豆浆、菠菜、牛奶、芝麻、紫菜、骨头汤等。为了增强对钙地吸收，孕妈妈还要增加维生素 D 的摄入和多到室外晒太阳以利补钙。

下面是富含钙的几例菜肴：①海带炖豆腐。海带 30g，豆腐 300g，加适当作料炖食，含钙量可达到 248mg。②黑木耳炖豆腐。黑木耳 23g，豆腐 200g，加作料炖食，钙含量可达 257mg。③素鸡。豆腐皮 150g，加作料炖食，钙含量可达 485mg。

6. 要注意保护乳房，乳头内陷提前治疗

女性乳房是第二性征，也是女性的性敏感区域，乳房除了呈现女性身体曲线美和性活动中能产生性感外，更为重要的是在女性生殖过程中所起的哺育儿女的巨大作用。不过因为乳房位置突出，组织结构复杂，孕妇乳房很容易发生疾病，特别是女性妊娠后，乳房发生相应的变化，更易发生乳房疾病。因此，孕妇应特别注意保护乳房和治疗乳房疾病，以保证生产后正常哺育新生儿。

孕妇平时保护乳房需注意以下几点。

（1）每日清洗乳房：从妊娠第 5 个月开始，每天要用温肥皂水清洗乳头乳晕，特别是在产前 3 个月，必须坚持清洗乳房，以除去乳痂。每次清洗完乳房以后要在乳头和乳晕表面涂上一层油脂或经常用水或湿毛巾擦洗乳头，增加皮肤的坚韧性，以便产后经得起婴儿的吸吮而不易破损和皲裂及乳腺感染造成哺乳困难。

（2）按摩乳房：将按摩油或膏涂在乳头上，轻轻地按摩，促进乳腺管发育或成熟，乳头内陷的要同时轻捻拉出来，以防将来新生婴儿吸乳困难。由于孕期脂肪沉积乳房增大，容易造成产后乳房松弛下垂，为防止乳房松弛下垂，可在妊娠期每周做一次胸膜，就是将面膜膏涂在乳房及胸肌上，使乳房和胸肌增强收缩力。

（3）戴足够大的胸罩：随着妊娠月的延长，胸罩也要逐渐扩大，戴宽松的胸罩，尺码稍大些，有利于乳房的血液循环，可防乳房病发生，也可以白天戴胸罩，

夜间不戴胸罩，给乳房有宽松的机会，有利于乳房健康发育。

（4）早期治疗乳头凹陷：矫正乳头凹陷或扁平的乳头。乳头内陷或扁平影响产后新生儿吸吮，必须在孕期治疗好。从妊娠5个月开始必须尽早纠正。孕妈妈在晚睡前用温开水洗乳头，然后用手指轻轻按摩乳头及乳晕，并轻轻向外拉乳头，每天1～3次，可纠正乳房平坦和乳头凹陷。具体做法是：孕妈妈睡前或洗浴后，一只手托住乳房，使乳房耸起，用另一只手的拇指、食指、中指指腹拉住胸罩向外牵拉乳头，并轻轻地向上、下、左、右的方向牵拉几分钟；也可在乳头牵拉出来后，轻轻用手指捻转，然后用70%乙醇擦拭。每天2～3次，每次20～30分钟，待乳房皮肤坚韧了，乳头就不会内陷了。严重的乳头内陷，用以上方法效果不佳时，可用乳头吸引器，将乳头吸出，就不会内陷了。

（5）及时治疗乳腺炎：乳房局部出现小酒窝，说明皮下的结缔组织纤维束缩短，当乳房的该处被推移时，小酒窝更明显，常见于乳腺癌、乳腺结核、急性乳腺炎后和乳房手术后的局部瘢痕萎缩、乳房外伤后局部脂肪萎缩等。乳房皮肤有红肿现象多为乳腺急性炎症，如急性乳腺炎或乳痛现象多为乳腺急性炎症。如急性乳腺炎和乳腺脓肿病变部位较深，皮肤炎症就在明显处，则请医师及时诊断治疗，以利于产后新生儿吸吮。

（6）乳房静脉阻塞也要及时处理：乳房表皮静脉扩张，常见于炎症、外伤、肉瘤或癌症，若在乳房皮肤上见广泛的静脉曲张，而不呈放射状排列，并延及胸壁，可能为因上下腔静脉阻塞而造成的单侧支循环障碍可阻碍泌乳，应及时请医师指导治疗，以防产后影响小儿的哺乳。

7. 孕妇要防止发生牙龈出血

有些女性妊娠后，经常出现牙龈出血、水肿、牙龈乳头部有紫红色、蘑菇样增生物，只要轻轻一碰，牙龈就会出血。这种情况医学上称为"妊娠期牙龈炎"，多见于孕早期。这是因为女性妊娠后，体内雌、孕激素增多，使牙龈毛细血管扩张、弯曲、弹性减弱，以致血液淤滞及血管壁通透性增加而造成牙龈炎。此种情况会随着妊娠的进展而加重，可能造成慢性贫血。但是，分娩后由于体内雌、孕激素水平降低，症状会自行消失。

因此，孕妈妈应比平时更要注意护理牙齿。

（1）保持口腔清洁。每天早、晚各刷一次牙，吃东西后要用清水漱口，避免食物的残屑积留在牙龈和牙齿之间。

（2）多吃富含维生素 C 的蔬菜和水果，以减少毛细血管的渗透性。少吃坚硬和刺激性食物，如辣椒等。

（3）孕妈妈应在孕早期和晚期进行两次口腔常规检查，及早防治牙病和牙周病。

（4）孕妈妈平时要做牙齿保健，即经常叩动上下牙齿，可增加口腔唾液的分泌，唾液中的一些物质具有杀菌和洁齿的作用。

8. 孕妇一定要预防感冒

大量实验发现，感染过流感病毒的孕妇，早产率为未感染孕妇的 1.5 倍，流产及死胎率为 1.8 倍。对流产的胎儿组织进行分离培养，发现死胎的许多重要器官里，都生存着大量的病毒，正是这些病毒破坏了胎儿组织的正常发育，带来致命的损害。被感染的胎儿月龄越小，出现的危害越大。此外，病毒性感冒时的高热，也会严重损害胎儿。感冒伤身，对妊娠不利。感冒又是易发病，要时刻注意预防。

（1）预防感冒要注意以下问题：①避免受凉，注意随天气变化而适当增减衣服，即使在炎热的夏季也不要贪凉，不要直吹电风扇或在温度很低的空调房间里停留过久。更不要图一时痛快，冲洗冷水澡等。②居室内要经常开窗通风，保持室内空气新鲜，夏天气温太高时夜间可适当开窗睡觉，但不要让风直吹孕妇头部，也不要为使空气对流而开对面窗，以免受凉。冬天也要定时开窗换气。③准备妊娠的女性和孕妇尽量不去患者家里串门，不去医院探视患者，不到影剧院、舞厅、商场等人多、空气污染的公共场所，以免被传染疾病。乘坐公共电车、汽车及外出时应戴口罩，特别是在冬、春季节有呼吸道传染病流行时更应戴口罩。感冒流行时更要防止传染。④平时要注意营养。饮食要做到荤素搭配，注意营养摄入比例的平衡。不要多吃高脂肪、高蛋白、高糖食物，因其会降低人体免疫力，易患感冒。同时要多吃清淡食品，喜爱咸食的人容易感冒，因为钠盐有渗透作用，上皮细胞的功能被抑制，会降低干扰素等抗病因子的分泌。病毒会趁机侵入上呼吸道黏膜，诱发感冒。⑤注意运动。在冬、春季节要尽量避免到人多、空气污浊的地方去，尽量避开患感冒的人群。外出时，应戴口罩，回家后要先用淡盐水漱口。每日早、晚用食醋在房内各熏蒸1次，每次不得少于15分钟。最好的预防方法是加强体育锻炼，多做户外活动，散步、打太极拳、做操、多晒太阳，提高机体对气候变化的适应性。坚持锻炼，增强体质，减少感冒发生。还可按摩，两手伸开双掌相搓30次，并在迎香穴按摩。⑥在日常生活中要注意以下几点：做到勤洗手，常搓手，外出后，不要用脏手摸脸，手是感冒发病的主要传播途径；经常用冷水洗脸、洗鼻，因为脸上及鼻孔里存在很多病菌，如果经常用冷水洗脸、洗鼻，不仅可以去除病菌，而且还能使鼻黏膜抵御冷空气侵袭的能力增强，从而起到抗感冒的作用；常用淡盐水漱口，每天早、晚用淡盐水漱口，有助于消除口腔中的致病菌，仰头含漱可以清洗咽喉黏膜上的致病菌，预防感冒的效果更佳；使用牙刷宜注意更换，每3个月换1次牙刷，因为牙刷不洁易传染感冒，牙刷常放在阴暗潮湿的地方，病菌容易滋生繁殖，刷牙时病毒通过牙刷移植到口腔内，容易诱发感冒。

在孕前3个月接种流感疫苗具有很好的预防效果。一旦发现有类似感冒的初期症状，及时找医师诊断，早发现、早治疗，发病时避免过度劳累，应该卧床休息以求早愈。

（2）防治感冒可做按摩保健操：做按摩保健操可提高对病毒的抵抗力，也可不必吃药打针。这样做可以大大减少感冒的发生以及防止危害胎儿。

第一节　揉搓鼻子

方法步骤：两手合掌，手指交叉，用发热的大拇指置于眉尖的印堂穴上。

往下推至鼻子两侧的迎香穴（图1）。

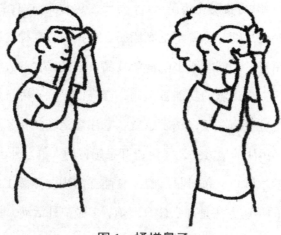

图1 揉搓鼻子

按摩功效：能够促进鼻子周围的血液循环，使气血畅通，外邪不易侵入身体。

第二节 按摩合谷穴

方法步骤：用手的拇指、食指并拢，肌肉最高点便是合谷穴。先将右手拇指按住左手，指压的同时并按顺时针方向转动按摩，然后再反方向转动按摩，由外向内扩散。反过来用左手拇指按住右手的合谷穴，按照上述方法进行按摩（图2）。

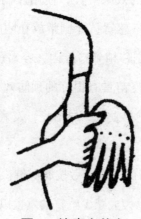

图2 按摩合谷穴

按摩功效：合谷穴有清热解表、理气开窍的功能，按摩此穴能够通经活血。

第三节　按摩迎香穴

方法步骤：迎香穴在鼻翼两侧 1.5cm 处。用两手的食指按住两侧迎香穴，按顺时针、逆时针方向各按摩 36 次，有酸胀感向颌面放射（图 3）。

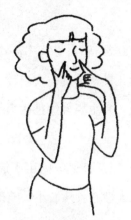

图 3　按摩迎香穴

按摩功效：迎香穴为体表的感风之处，是停风之处，治风之穴。按摩此穴位可祛头面之风，散巅顶之寒。

第四节　按摩脸部及耳朵

方法步骤：两手手掌搓热。两掌指尖向上按住额头，由上往下沿着鼻子两侧到下巴，直至脸发热为止。两掌指尖由下巴沿脸颊两侧往上靠拢，到耳部以食指和拇指抓住耳朵部位，即使把耳垂拉红也没关系（图 4）。

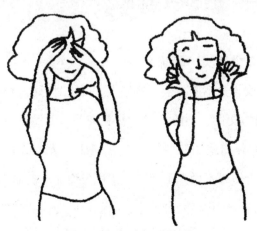

图 4　按摩脸部及耳朵

按摩功效：揉搓脸部能够促进脸部血液循环，又因耳朵集中了许多经脉、穴位，所以牵拉耳朵这个动作对于健康有很大帮助。

9. 预防妊娠期感染

（1）防止尿路感染：女性尿路感染患病率高达 11%，若不及时治疗，妊娠后可能导致流产或早产、对胎儿发育不良，大多数患者无症状或症状轻微，应引起重视。预防尿路感染的发生，其主要方法是适当增加营养、增强体质、节制房事、注意阴部卫生。

（2）防止风疹：妊娠早期患急性风疹病可引起胎儿畸形。常见的有先天性白内障、视网膜炎、耳聋、先天性心脏病、小头畸形及智力障碍等。

（3）防止巨细胞病毒症：此病可致小儿头畸形、视网膜炎、智力发育迟缓、脑积水、色盲、肝脾大、耳聋等。

（4）防止水痘：孕妇患水痘可引起胎儿肌肉萎缩、四肢发育不良、白内障、小眼、视网膜炎，脉络膜炎、视神经萎缩、小头畸形等。

（5）防单纯疱疹：孕妇患此病可造成胎儿小头畸形、视网膜炎、晶状体浑浊、心脏异常、脑内钙化、神经系统异常、短指等。

（6）预防腹泻：孕妇患腹泻常见的原因有肠道感染、食物中毒性肠炎或单纯性腹泻等。无论何种腹泻都要及早治疗。

10. 孕妇要严防盆腔炎、膀胱炎

（1）盆腔炎：女性患盆腔炎会影响妊娠，严重时可引起不孕，所以生育期、孕期女性尤其孕期的女性，预防和治疗盆腔炎是非常重要的，以免影响母子健康。预防盆腔炎的具体措施如下。①避免在孕期性生活。②积极防治性传播疾病。③平时做好避孕，少做或不做人工流产。④积极治疗。被诊为急性或亚急性盆腔炎的女性，一定要遵医嘱积极配合治疗，以免转成慢性盆腔炎。慢性盆腔炎患者不要过于劳累，做到劳逸结合，节制房事，以避免症状加重。⑤保持阴部清洁。

有少数女性排便后随便用不干净的纸擦拭，而且大多是由后向前擦，这会将粪便或多或少地带到尿道口附近，粪便中大量的大肠埃希菌到达膀胱就会引起阴部炎症，对胎儿发育不利。⑥不要憋尿。有些育龄女性习惯憋尿，这样人体通过肾和输尿管排到膀胱里的尿液就会留在膀胱内，使膀胱壁肿胀，刺激感觉神经末梢，引起尿急、尿频，甚至引起膀胱炎。⑦内裤不要反穿。有些女性的内裤常常前后反穿，这也容易引起膀胱炎。因为排便后虽用卫生纸擦拭，但不可能擦得很干净，偶有少量粪便留在肛门周围而沾染内裤，如果内裤脱下后再穿上时不注意前后穿反了，粪便中的细菌和脏物极易进入尿道生长繁殖，而且能上行到膀胱引起膀胱炎。

（2）膀胱炎的发生机制：女性尿道较短，尿道口距阴道口、肛门较近，细菌容易进入膀胱，引起膀胱炎，也有的波及肾盂引起肾盂肾炎。膀胱炎容易复发，特别是在孕期，阴道分泌物增多，就更容易复发。患过膀胱炎的人，孕前一定要到医院检查，确定治愈后方可妊娠。孕期要注意防止发生炎症。

膀胱炎的症状主要有尿频、尿急、尿痛、残尿和感染等，应及时到医院检查、治疗。

孕妇预防膀胱炎的方法：①首先要做到保持外阴清洁，最好每天用温开水清洗外阴，用具要干净、专用。②勤换内裤并要每天洗晒。③不要憋尿。④要勤饮白开水。⑤要用干净消毒的卫生纸。⑥排便后由前向后擦。⑦内裤前后不要反穿。

11. 真菌性阴道炎的症状和治疗

孕妇若感染真菌性阴道炎，表现为外阴瘙痒，有烧灼痛，坐卧不安，不但不能休息，还非常痛苦，可伴有尿频、尿痛和性交痛。白带呈凝乳状，俗称"豆腐渣样白带"，并且增多；常常由于不自觉地抓挠造成外阴肿胀、发红，影响孕妇的休息和睡眠。

患有真菌性阴道炎的孕妇在分娩时，可传染给新生儿，使小儿患上鹅口疮，影响孩子的生长发育。因此，孕妇患有真菌性阴道炎应抓紧治疗，在分娩前治愈，以免危害新生儿。

女性真菌性阴道炎是十分常见的阴道炎，它是一种叫作"白念珠菌"的真菌引发的炎症。

（1）发生的原因：①接触感染。它能通过性生活直接感染。若男性与真菌性阴道炎的女性性接触后，仅数个小时便会出现阴茎刺痒和烧灼感。同样道理，患真菌龟头炎、尿道炎的男性，也可通过性接触传染给女性。②阴道内的平衡被破坏。女性长期使用抗生素、激素，改变了阴道内各种寄生菌之间的互相制约的平衡，从而使白念珠菌大量繁殖引起感染。③如果女性经常穿结构紧密、透气性差的外裤和内裤，也不利于阴部细胞呼吸，加之阴部汗腺较丰富，使白念珠菌在密不透风和温暖潮湿的环境里生长繁殖。

真菌性阴道炎的发病率在孕妇中较高，是非孕妇的 10 ～ 20 倍，大约占孕妇的 1 / 3。这是因为孕妇的阴道环境发生了变化。孕妇阴道内的酸性增加，加之阴道黏膜充血，外阴、阴道湿润，极其适合真菌生长，在护理方面稍不注意，很容易引起真菌的大量繁殖，从而引起阴道炎。

（2）治疗真菌性阴道炎的方法：①先用苏打水冲洗外阴和阴道口内的大块分泌物，然后把"达克宁"或"制真菌素"栓剂放入阴道内，位置大约 1 指深处。用药量及疗程应听医师指导。②将穿过的内裤和用过的浴巾、浴盆每次用完后都应煮沸消毒 5 ～ 10 分钟，以杀死白念珠菌。③久治不愈的真菌性阴道炎，应查尿糖，以排除糖尿病。④真菌检查阴性后，再用药巩固 3 个疗程以免复发。⑤要坚持夫妻同时治疗，以免丈夫再传染给妻子。

12. 妊娠晚期尿频、尿急的应对措施

到了孕晚期，特别是孕 10 个月时，会频频出现尿急，总想去厕所，憋不住尿，会给孕妈妈带来不适和不便。这是因为女性妊娠后，子宫位于小骨盆腔的中央，其前方为膀胱，后方为直肠，子宫就可因膀胱和直肠充盈程度不同而改变位置，

正常情况下，膀胱储存尿液达 400ml 时，可使人产生尿意，平时约 4 小时排尿 1 次，饮水量多时可适当缩短。女性妊娠后，由于胎儿的发育，子宫逐渐增大，3 个月左右的妊娠子宫尚未升入腹腔，在盆腔里占据了大部分的空间，妊娠 8 个月后，胎头与骨盆衔接，此时由于子宫或胎头向前压迫膀胱，膀胱的贮尿量减少，因而排尿次数增多，每 1～2 小时排 1 次尿，形成尿多现象，但无尿痛，尿液检查无异常现象，只是感觉不适，不必担心。

如果发生妊娠尿频尿急，孕妇可用以下方法应对。

（1）孕妈妈一感到有尿意，就要随时去卫生间排尿，不憋尿不忍尿。

（2）孕妈妈排尿有疼痛感，尿液浑浊，可能患有膀胱炎或尿道炎，应立即去医院检查医治。

（3）孕妈妈妊娠 10 个月时，白带会增多，容易引起外阴不洁，细菌可能感染膀胱或尿道，孕妈妈每次排尿后，宜注意外阴清洁，用纸由前向后擦拭外阴，保持外阴清洁干燥，以防止感染膀胱和尿道。孕妇如发生尿路感染，可适当多喝水，促进排尿，减少细菌的积聚。也可以常用温开水洗外阴，以防止尿路感染。

（4）孕妈妈平时应注意尽可能控制盐分的摄入，以防多盐造成多饮水，增加尿量。

（5）防止尿流不畅，压迫右侧输卵管易引起肾盂肾炎，肾盂积水，孕妇的卧位应经常变化，多做左侧卧位可利于排尿。

（6）孕妇因尿频做检查时要查是否有泌尿生殖系统感染，不要把疾病引起的尿频与压迫膀胱的尿频混淆起来，以防误诊。泌尿生殖系统感染引起的尿频往往伴有尿急，尿液浑浊，此种情况要到医院检查治疗；压迫膀胱引起的尿频可以通过调整生活来应对，不必治疗。

13. 妊娠瘙痒的危害及其防治

有些孕妈妈在妊娠 7 个月时，经常觉得皮肤瘙痒，不光是肚皮痒，手心、足心也痒，眼睛好像有些发黄，这就是妊娠肝内胆汁淤积症的症状。

妊娠肝内胆汁淤积症患者最先出现的症状大多是瘙痒，一般在妊娠 28～32 周的时候出现，手掌和足掌是比较常见的瘙痒部位，有些患者甚至因为瘙痒而整夜无法入睡，在瘙痒发生后不久，患者还会出现程度比较轻的黄疸。

妊娠肝内胆汁淤积症对胎儿的危害非常大。患有该病的孕妇早产率是 36%，围生儿病死率可高达 11%。同时，分娩时或妊娠时容易合并有妊娠高血压，会增加产后出血的可能性。因此，这是一种严重危害母婴健康的疾病。

为预防妊娠肝内胆汁淤积症，孕妈妈要定期进行产前检查，将自己的不适告诉医师，以便及早诊断，及早治疗，一般需要提前住院。在医院里对胎儿进行严密的监护，必要的话，尽早终止妊娠，以确保母婴的安全。

由于这种瘙痒会影响孕妈妈的日常生活，因此，一定要请医师帮助解决。还有学者认为发生妊娠性皮肤瘙痒与妊娠后期胎儿快速长大造成孕妈妈腹部皮肤张力过大有关，怀双胞胎或多胞胎的孕妈妈易患此病。

妊娠肝内胆汁淤积症是一种以全身瘙痒为主的病症，发生时要尽快去医院检查，以免发生胎死宫内等严重并发症。

（1）防治瘙痒要从饮食上调理，患者饮食要以清淡为主：①主食的选择。宜食用如粳米、小麦、大麦、粟米、荞麦等主食，以气养血，润燥祛风。此类食物淀粉、氨基酸、B 族维生素的含量较高，对皮肤的代谢有调节作用，可以起到辅助治疗的作用。②肉食的选择。宜食用瘦猪肉、兔肉、鸭肉、鸽肉、蛇肉等肉食，此外肉食性质平和或温凉，优质蛋白含量高，还富含钙、铁、钾等微量元素，以及卵磷脂、B 族维生素、胆固醇等，对皮肤瘙痒有一定的抑制作用。③蔬菜的选择。冬瓜、苦瓜、茼蒿、菠菜、芹菜、茄子等蔬菜，性质温凉，可清热祛风，健脾利湿，且富含糖类、纤维素、维生素 B_1、维生素 B_2、维生素 C 等，对皮肤有较好的保护作用。长期食用，对皮肤瘙痒有一定治疗效果。④水果的选择。山楂、梨、西瓜、猕猴桃、枇杷、荸荠等水果多具有健脾利湿、清热凉血的作用，并且维生素、无机盐的含量丰富，长期食用，对皮肤有一定的康复作用，适合皮肤瘙痒患者食用。

⑤应适量摄入高脂肪食物，脂肪能产生热量帮助人们抵御寒气，脂肪食物也有利于维生素 A 和维生素 E 等脂溶性维生素的摄入，有防治皮肤干燥和老化的作用。

⑥应忌食食物有酒、咖啡、浓茶、葱、姜、蒜、韭菜、花椒、芥末、咖喱、肉豆蔻、辣椒等，这些食物刺激性强，要忌食。牛奶、虾、猪头肉、韭菜、大豆、鹅肉等腥发之物及带鱼、贝类等海产品也应慎食，以免促发瘙痒。巧克力、可可、鱼肝油、蛋类及油腻煎炒食物，也应少吃，以免助湿生热，使病情加重或反复。饮料中含有糖、香精、色素、蛋白质及原汁中的多种成分，又多是人体易发生过敏的物质，因此，忌多喝饮料。

（2）注意生活细节：患了瘙痒症不要用热水擦洗，不要用肥皂擦洗，否则皮肤的神经血管出现瘙痒性麻痹。因为用热水擦洗后，虽有片刻轻松，但继而皮肤麻痹感消失，兴奋性就会增强，也就引起皮肤强烈的瘙痒。有的人越痒越用热水烫，越烫就越痒，形成恶性循环，结果使皮肤瘙痒症越来越重，变得顽固而难治愈。

这是因为皮肤表面有一层乳化的脂质膜，能防护皮肤水分过度蒸发，使皮肤柔软而滑润。这层脂质膜呈酸性，可抑制病菌在皮肤上生长、繁殖，还可中和污染在皮肤上的碱性物质。患了瘙痒症，如果经常用热水烫皮肤，再用碱性肥皂洗涤，就会使皮肤表面脂质膜遭到破坏，失去对皮肤的保护作用；同时，皮肤就失去了柔润性，变得干燥、粗糙无光泽，一些致病菌会乘虚而入，在上面生长繁殖。搔抓后，可形成伤痕，容易感染，发生并发症，增加了治疗的难度。

不要用手抓挠。人的手并不卫生，表面有数以万计的细菌，如果用手抓、挠、抠痒处，势必碰破皮肤，导致手上的细菌侵入患处。这样会造成比痒更为严重的感染，甚至疼痛、化脓，很是危险。

患了皮肤瘙痒症，治疗的根本措施是自我调理，恰当防护，包括膳食调养，精神调理，生活规律，充足睡眠，户外活动，适当锻炼，借以增强机体的免疫力。体质增强了，皮肤瘙痒症就可不治自愈。同时，瘙痒症患者，还应当勤换内衣、内裤，少吃辛辣食物，再辅以适当的镇静药或维生素，并擦些外用止痒剂，如炉甘石洗剂、尿素软膏、皮炎平或白凡士林等。

14. 妊娠期腹胀和急腹症的处理

女性在孕期较平时易出现腹胀，这主要是因为胃肠蠕动能力差，排气少，个别人腹胀还很频繁。感到腹胀时，可轻轻按摩两侧腹部，稍有活动或采用侧卧或胸膝卧位，即可排气，减轻腹胀，减轻不适。

解决或避免腹胀最有效的方法，是在饮食中增加富含维生素 B_1 的食物可明显减少腹胀。富含维生素 B_1 的食物有黄豆、豌豆、花生仁、鸡蛋黄、酵母等。

急腹症是急性腹部疼痛的总称，包括内、外科的多种疾病，如内科的急性肠胃炎、泌尿生殖系统感染；外科的肠梗阻、急性阑尾炎、尿路结石；妇科的卵巢囊肿破裂、扭转等。有的孕妇患了急腹症却以为是早孕反应，这容易误事。需要提醒的是，急腹症对妊娠是一种威胁，可能会诱发流产或早产，孕妇必须重视，及时发现，及早治疗。

急性阑尾炎在夏、秋季节很常见，主要原因是饮食不当。症状为恶心、呕吐、腹痛、腹泻、发热，孕妇可能引起流产、早产，治疗时不仅要控制炎症，而且还要注意保胎。

在孕期患泌尿系结石，如肾结石、输尿管结石、膀胱结石均不少见，可引起尿频、腰痛、下腹痛等。治疗宜解痉镇痛或促进排石，不宜用手术及用其他方法碎石，以防流产。

肠梗阻在孕期不多见，只在粘连与肿瘤压迫下发生，一般用手术治疗。孕妈妈应以治病为主，保胎为辅。

孕妈妈卵巢囊肿、扭转较易发生，一旦发生，须立即手术，这样既可保护卵巢，又能保护胎儿。

15. 孕妇腹泻要注意饮食调理

正常人每日大便 1 次。孕妇则容易发生便秘，往往是隔日或数日大便 1 次。

如果女性妊娠后，大便次数增多，便稀，甚至每日大便数次，并伴有腹痛，则是发生了腹泻。

腹泻常见的原因有肠道感染、食物中毒和单纯性腹泻。轻症单纯性腹泻，如能早期治疗，对孕妇不会造成多大损害。因肠道炎症引起的腹泻，大便次数明显增多，容易激发子宫收缩而导致流产。细菌性痢疾感染严重时，细菌毒素可以波及胎儿甚至致胎儿死亡。

腹泻分为急性和慢性两种。急性腹泻，多发生在气温较高的夏季，由于夏季气候炎热，消化道分泌减少，消化功能减弱，很容易被病原微生物侵袭，从而造成炎症，导致腹泻。急性腹泻可发生在任何年龄，孕妇患此病，或因康复时间拖延易转成慢性腹泻，慢性腹泻对人体营养的损失较急性腹泻严重。因此这时在饮食上不但要多吃易消化的食物，而且考虑到肠胃的消化吸收能力，更应注意补充较高的营养成分，以防止营养不良的发生。

孕妇腹泻对孕妇和胎儿都有不利影响，一定要及时治疗。

（1）饮食调养建议：①此病饮食原则上采用少油、高蛋白、高热量、高维生素的半流质饮食或软食，并少量多餐，每日进食 5～6 次。饮食宜清淡，不宜过食油腻之物。少渣、低脂、清淡是腹泻患者的饮食原则，而且食物宜软且好消化，避免生冷、油炸、高纤维素和一切易致腹泻复发的食品。宜常食易消化的各种米粥，粥类不但可通利二便，而且有助于腹泻的康复。②补充维生素。少渣食物往往缺乏维生素，特别是缺乏维生素 C，可选用些过滤菜汤、果汁、番茄汁等，以防止腹泻伴有出血现象和加强组织修复。③多食用瘦肉、鱼虾类及豆制品，因这些食物的脂肪含量低，且含有蛋白质，既可避免诱发腹泻也可满足机体营养需要。烹调时要少用或不用油，以蒸、炖、烧、卤、炒等方式为宜，也有助于减轻腹泻。④发病期间或腹泻初愈时不宜吃难以消化的炸、熏、烤食物如煮鸡蛋、肥肉、奶酪、奶油蛋糕、黏食等。不宜食生冷食物或偏凉性的食物。禁忌烟、酒、辛辣刺激性食物，以免刺激引起胃肠道功能紊乱，导致严重腹泻。急性发作期需暂时禁食并补液。⑤谷类宜吃粳米、籼米、绿豆等，均有辅助治疗腹泻的功效。

粳米不仅能提供人体所必需的大量热能，它的各种制品还有调整食欲、增加食欲等作用。并有补中气、健脾胃的功能，可治体虚瘦弱病症。籼米又名南米、机米，其营养价值和对腹泻的功效与粳米相似，有温中益气，养胃和脾之功，可治虚烦口渴，反胃呕逆，并能除湿止泻利小便。绿豆又名青小豆，是一味具有重要药用价值的食品，有治疗腹泻和止泻之功，但身体虚寒者不宜久食。⑥宜吃鲈鱼、猪肚等。鲈鱼有健脾胃补肝肾、止咳化痰作用。⑦宜吃的蔬菜和水果如下。

扁豆：具有健脾和胃、消暑化湿之作用。可治脾虚食少、暑湿吐泻。

山药：既能滋阴又能利湿，能滑润又能收涩，能补肺肾，兼补肺胃。富含蛋白质，既能补充营养，又能止泻。

胡萝卜：含有钾、钠、维生素 A、B 族维生素、维生素 C 等，有吸附解毒作用，使大便成形。

大蒜：温中行滞，解毒、杀虫，主治腹泻、痢疾等症。取大蒜头 1 个，煨熟连食 3～5 天，可治腹泻。

萝卜：有消食化积，下气宽中的作用，主治食积胀满、痢疾、腹泻等症。

苋菜：富含胡萝卜素（维生素 A）、维生素 C、清热利湿，治腹泻。

黑木耳：凉血止血，治血痢和腹泻带血。

梅子：又名熏梅、青梅等。梅子味道极酸，略带甜味，有收敛肺气，涩肠止泻，生津止嗽，安蛔驱虫等功能，可用于虚热烦渴、久疟、久泻便血、尿血等症。

苹果：含果胶，有吸附、收敛、止泻的作用，还有解毒效果。

草莓：具有清热解毒、生津止渴、利水止泻的功效。《食物中药与便方》载"夏季腹泻，草莓适量煎水饮服，有止泻之效"。

绿茶：茶叶中含有鞣酸、茶碱、维生素和多种电解质等物质，腹泻患者喝茶，有止泻解毒、纠正脱水的功效。茶宜在白天饮用，因为晚上饮用易引起兴奋，造成失眠。

（2）孕妇腹泻精选膳食配方：①薏苡仁粥。每次用 30～50g 薏苡仁加水煮粥食用。②煮山药。每次用山药 15～30g，煮水喝或蒸食。治疗脾虚泄泻、久痢、虚劳咳嗽、消渴等。③茯苓粳米粥。每次用茯苓 15～25g，加 50～100g 粳米煮粥吃。治疗脾虚泄泻、小便不利、水肿等病症。④莲子扁豆粥。莲子 12g，白扁豆 9g，薏苡仁 12g，大枣 10g，糯米 30g，加适量水，煮粥服用，每日 1 次，连吃 14 天。⑤胡萝卜汤。鲜胡萝卜 250g，洗净，带皮切块，加水上火煮汤喝。

（3）腹泻忌吃的食物：①鸡蛋。鸡蛋是一种高蛋白食品，营养价值高，对人体健康非常有效，但腹泻患者吃鸡蛋并非有益。因为鸡蛋含有丰富的蛋白质，对于胃肠道疾病者，不仅难以吸收，而且会导致腹泻症状加剧。为了使腹泻患者早日康复，切勿食用鸡蛋。②牛奶。腹痛、腹泻、腹胀等虽不是饮用牛奶所致，但饮用牛奶会使症状加重，所以应忌饮牛奶，以利于疾病的治疗和身体的早日康复。③花生。脾弱便溏的人及患慢性腹泻、痢疾、消化不良的患者暂不宜吃花生。因为花生米中含有 50% 油脂，它有润肠导泻的作用，吃花生后，会加重腹泻，不利于病情好转，更影响身体康复。④生冷和偏凉食物。西瓜、竹笋、海带、鸭肉、黄瓜、茄子、藕、菠菜、芹菜、茭白、黄花菜、冬瓜、苦瓜、蘑菇、荸荠、西红柿、紫菜、梨、柿子、香蕉、鸭蛋、螃蟹等都不要吃，以免增加胃肠不适，加重腹泻。润肠作用的食物也会加重腹泻不可多吃，如香油、蜂蜜、牛奶、核桃、菠菜等，这些食物都不要吃，以免加重腹泻。⑤豆、薯。腹泻由于反复发作，在结肠黏膜中溃疡、瘢痕纤维交替产生，造成结肠内壁的弹性降低，如果多食了大豆、豆制品、炒蚕豆、白薯等胀气食物，则可能会因肠内气体充盈而导致急性肠扩张或溃疡穿孔等并发症。⑥冷食和脂肪多的食物。有的孕妇，在妊娠期因肠蠕动增强而引起腹泻，这与进食不当有关。如吃冷食或含脂肪多的食物就易发生腹泻。因此，宜少食冷食和脂肪多的食物。

（4）注意生活调理：①腹泻患者在日常生活中主要应注意避免诱发因素，如受凉、劳累、情绪波动。如果是冬季、春季和秋季，要穿好衣服保暖，特别是要穿好鞋袜，防止脚下着凉。夏季夜间睡觉也要用薄被和床单盖好腹部。②注意休息。腹泻患者对身体健康影响明显，吃饭少，消化不好，便多而稀，身体对营养吸收不佳，易疲乏无力，所以应注意休息，不可劳累，保证睡眠．以保持体力，防止身体严重损伤，不利于恢复。③注意生活卫生。不吃剩饭、剩菜，吃水果要削皮或洗净。饭前洗手，饭后漱口。④防止精神压力。精神压力也可以导致腹泻加重，故要注意休息，放松精神，使精神愉快。

16. 妊娠中晚期头晕、眼花及晕厥的应对

孕妈妈在孕中晚期若出现头晕，会出现眼花的晕厥现象，不可等闲视之，这常是某种严重并发症的征兆。头晕眼花甚至发生晕厥跌倒，突然跌倒是很危险的，甚至引发流产。这是孕中晚期常见的现象。最常见的并发症有以下两种。

（1）贫血：孕妈妈饮食中铁、维生素 B_{12} 及叶酸供应不足时，容易引起缺铁性贫血。由于血红蛋白浓度下降，血液带氧能力降低，脑组织缺氧而产生头晕，眼前发黑，还常伴有乏力及皮肤、口唇、睑结膜和牙床色浅或苍白。

（2）妊娠高血压疾病：由于脑部及眼底小动脉痉挛性收缩，引起局部缺血、缺氧甚至水肿，而致头晕、眼花、眼前冒金星或有闪光亮点，是高血压发展到严重阶段的预兆，通常伴有头痛、水肿等症状。

另外，过于劳累或睡眠不足也会造成头晕、眼花。孕妈妈身体各器官负荷过重，如休息不足，就会造成头晕、心悸等症状。

查出疾病及时治疗，为减少头晕、眼花、晕倒现象的发生，孕妇要避免久立、久坐，防止血管舒缩中枢不稳定，血液淤滞于下腹及内脏。孕妇在高温的环境和沐浴时，皮肤血管扩张，均可使回心血量减少，导致低血压及暂时脑缺血，也会发生以上头晕、眼花的情况。所以不要在高温的环境下工作或洗浴。

饮食上要采取少吃多餐的办法，可以在中间加餐，保持血压及血糖水平稳定，就可以减少晕厥、晕倒的现象发生。孕妇要适当运动，如散步等，但不可剧烈运动，以防发生意外。

如果发生晕厥、眼花，要就地坐下或躺下，也可以扶墙或树，以防止发生意外损伤。

晕厥为一过性的，过一会儿就好。一旦发生不要惊慌失措。若是由于血压

低引起的可以饮用咖啡或茶水，若是低血糖可喝糖水吃糖块。发作频繁或伴有其他症状应查明原因，治疗原发病，以保证孕妇胎儿安全。

17. 预防妊娠雀斑应注意的问题

有的女性在妊娠中出现雀斑和褐斑且十分明显，有的孕妇在鼻梁两侧还出现褐色斑，形似蝴蝶，故称蝴蝶斑。这是激素的作用促进色素沉着的缘故，和乳头、乳晕变黑是同样的道理，不必担心，分娩后，颜色会逐渐变浅，不久就会消失。

但是，为了预防雀斑、褐斑加重，也可以注意以下问题。

（1）尽可能避免强烈的直晒日光，在外出时戴上遮阳帽或打遮阳伞。也可以涂些有效的防晒霜。

（2）要有充足的睡眠，保持安静的环境。

（3）多食用富含优质蛋白质、维生素 B、维生素 C、维生素 E 的食物。这些食物有以下几种。①猕猴桃。猕猴桃含有丰富的食物纤维。维生素 C，维生素 D 和 B 族维生素，钙、磷、钾等营养素。猕猴桃中的维生素 C 能有效抑制皮肤内多巴醌的氧化作用，使皮肤中深色氧化型色素转化为还原型浅色素，干扰黑色素的形成，预防色素沉淀，保持皮肤白皙。②番茄。番茄具有保养皮肤、消除雀斑的功效。丰富的番茄红素、维生素 C 是抑制黑色素形成的最好武器。试验证明，常吃番茄可有效减少黑色素的形成。每天用 1 杯番茄汁加微量鱼肝油饮用，能令孕妈妈面色红润。孕妈妈可先将面部清洗干净，然后用番茄汁敷面，15 ～ 20 分钟后再用清水洗净，对治疗黄褐斑有很好的疗效。③柠檬。柠檬是抗斑美容水果。柠檬中所含的枸橼酸能有效防止皮肤色素沉着。使用柠檬制成的沐浴露洗澡能使皮肤滋润光滑。④新鲜蔬菜。新鲜蔬菜含有丰富的维生素 C，具有消褪色素作用，如番茄、土豆、卷心菜、花菜等；瓜菜中的冬瓜、丝瓜也具有非同一般的美白功效。⑤豆制品和动物肝。豆制品和动物肝等食品对消除黄褐斑有一定的辅助作用。黄豆中所富含的维生素 E 能够破坏自由基的化学活性。不仅能抑制皮肤衰老，还能防止色素沉着。大豆甜汤的制作方法：黄豆、绿豆、赤豆各 100g，洗净浸泡后混合捣汁，加入适量清水煮沸，用白糖调味，做成饮服。每日 3 次，对消除黄褐斑很有功效。⑥牛奶。牛奶有改善皮肤细胞活性、延缓皮肤衰老、增强皮肤张力、刺激皮肤新陈代谢、保持皮肤润泽细嫩的作用。⑦带谷皮类食物。谷皮类食物中的维生素 E，能有效抑制过氧化脂质产生，从而起到干扰黑色素沉淀的作用。

（4）孕妇要保持心情舒畅，注意面部卫生，也可减轻色斑的发生。

（5）孕妇千万不可用祛褐斑、雀斑的药服用或涂抹，也不要用化妆品覆盖斑点，否则会引起过敏性皮炎并加深色素沉着。

18. 妊娠纹的出现与预防

女性妊娠后，内分泌系统的改变不仅让各器官发生变化，皮肤也因此有了新的变化，除面部出现雀斑之类的变化外，大约有 70% 的孕妇在妊娠 6～7 个月时，随着肚子的增大，在腹壁上出现一条条花纹，被称为妊娠纹。

妊娠纹弯弯曲曲、两端细、中间宽，一条条平行或相互融合在肚皮上。此纹在妊娠期是粉红色或淡紫色的，分娩后变成白色且是有光泽的瘢痕样花纹。这是由于皮下弹性纤维不能支撑日渐增大的子宫而发生断裂的结果，而且使分娩后的女性的腹部弹性差，对子宫尽早复位不利，容易出现腰痛、尿失禁，从而给女性增添了很大的麻烦，对产后体形的恢复也不利。对此，孕妇若能及早采取措施，则可预防或减轻妊娠纹。

孕妇预防或减轻妊娠纹的出现，应采取以下措施。

（1）注意锻炼身体：孕妇在孕前就应注意身体运动，特别是腹部的锻炼，如仰卧起坐、俯卧撑等，使腹部肌肉、皮肤受到锻炼，更为结实。这种锻炼的结果，大多数女性在孕期不会出现妊娠纹。

（2）合理饮食：避免营养过剩使腹部沉积脂肪。营养过剩还会使胎儿长得过大，使腹部膨胀。不仅引起皮下弹性纤维断裂，而且还会造成难产。

（3）及早发现妊娠纹出现的先兆：如果孕妇子宫内羊水过多，子宫在短期内迅速增大，会使腹部膨隆明显，皮肤发亮，并导致皮下纤维断裂。若孕妇出现以上情况或腹围超过 1m，都应去医院检查。此种情况，轻者通过利尿，重者采用除去部分羊水的措施。

（4）使用护肤品：孕妇在刚出现妊娠纹时，可在妊娠纹部位或整个腹部上涂抹妊娠纹美容护肤品，不仅能帮助皮肤恢复弹性，而且可以不会对孕妇和胎儿有伤害。但是，必须选用正规厂家生产的用品，以保证孕妇和胎儿的安全。

（5）要保持皮肤清洁，要摄入足够的营养，保证足够的睡眠，这对防止妊娠纹的出现和防止皮肤发炎有利。

19. 孕妇出汗多的应对

孕妈妈常有多汗现象。这是因为妊娠期血液中皮质醇增加，肾上腺皮质功能处于亢进状态，再加上孕妈妈基础代谢增高，皮肤血流量增加，于是出汗增多。出汗多在汗腺较多的部位，如手、脚掌面、腋窝、肛门、外阴及头面部。到妊娠晚期可能还会发生多汗性湿疹，这种现象可一直延续到产后数天。为此，孕妈妈在应对出汗保健上应注意以下问题。

（1）多饮水，多吃水果，以补充水分和电解质。

（2）避免过多的体力活动，以免增加出汗。

（3）出汗影响身体卫生，孕妇要常洗澡，常换洗衣服，并穿宽松肥大利于散热的衣服，内衣要穿棉织品以利吸汗。

（4）孕妈妈不要因多汗而长时间停留在空调房里。也不要多开电风扇，否则会受凉，可扇扇子取凉。

20. 孕妇腰背痛的调治

到孕晚期孕妈妈日渐增大的子宫使腰部负担加重，加之腰部和腹部的肌肉松弛，不能像以往那样支撑内脏，致使腰椎负担加重，这些都使得脊柱的生理弯曲后伸过度。孕妈妈此时只要稍微劳累或身体不平衡就会感到腰痛，疼痛还会放射到下肢，引起一侧或两侧腿痛。

为防止孕妈妈腰背痛，应该充分休息。休息时，可将类似枕头、坐垫等柔软的东西垫在膝窝下；睡眠时应睡平坦结实的床，双腿屈曲；避免经常弯腰的活动或长久站立；穿柔软轻便的低跟鞋或平跟鞋。

孕妈妈可通过轻度的运动来活动筋骨，调节关节，以利于预防和减轻腰背疼痛。故孕妈妈从妊娠初期起，就要坚持适度运动，如散步、做孕妈妈保健操等，适当腰、背按摩，洗澡、伸懒腰、做深呼吸，都可以活动筋骨，疏通血脉，对减轻疼痛有显著效果。

此外，孕妈妈在饮食中多摄取钙质，也会对减轻腰背痛有利。孕妈妈如果腰痛加重，可用热水袋进行热敷。

21. 孕妇水肿要进行饮食调理

在正常情况下，孕妈妈妊娠晚期常出现水肿。原因是妊娠子宫不断增大，压迫下腔静脉和盆腔静脉，使下肢血液回流受阻，下肢静脉压高，毛细血管内的压力也增大，当超过血浆渗透压时，血管内的液体就渗到组织间隙而引起水肿，80% 的孕妈妈都会发生水肿。水肿的范围多限于膝关节以下。一般经过休息或分娩后就能自行消退，孕妈妈不必过于担心。有的孕妈妈在妊娠早期就会出现水肿，而且逐渐加重，经过休息也不见减轻或伴有高血压、贫血及出现尿蛋白等，孕妈妈的健康和胎儿的生长发育会受到影响，甚至并发慢性肾炎、贫血及内分泌疾病等。此种情况应引起重视，适当进行饮食调理，消除或减轻水肿，并控制并发症的出现和发展。

对水肿要进行如下饮食调理。

（1）限制水、钠的摄入：临床资料表明，限制水、钠的摄入为治疗水肿的重要措施，约有 20% 的妊娠水肿者，仅仅限制水、钠，注意饮食营养和休息，即可使水肿减轻或消退。对于重度水肿而少尿者，可食无盐饮食，待病情好转，水肿明显消退，尿量增加后可吃低盐（每日 2～3g 或酱油 10～15g）饮食以减少钠潴留。有重度水肿的病人对水分的摄入，每天除去主副食、水果中的水分外，应尽量少饮水，如感到口渴，可饮少许水，以滋润口腔。

（2）维生素的供给：B族维生素对促进消化，增进食欲，保护胎儿具有重要的生理意义。维生素C可增强机体抵抗力，改善新陈代谢，有利尿、解毒作用。维生素E可预防早产。所以，妊娠水肿的病人应经常吃一些新鲜蔬菜和水果，以保证各种维生素的供应，满足机体的需要。

（3）食物要细软、无刺激性：妊娠水肿的病人，一般都有不同程度的消化道症状，如口淡无味、腹胀、食欲不振、消化不良等。所以，平时所吃食物要细软清淡，容易消化，以软食为佳。宜采用少吃多餐的饮食制度，并少食或不食油腻煎炸食品。还应忌食易引起胀气的食物如洋葱、土豆、红薯、韭菜等。刺激性调味品如胡椒、芥末、辣椒以及酒类均应忌食。

下面介绍几则医治妊娠水肿的食疗验方，以供选用。①玉米须、薏苡仁各30g，洗净，加水适量煎煮，代茶饮用，连用5～7天。②赤茯苓15g，白术12g，车前子15g，生姜3片，大葱10g，用鲤鱼或鲫鱼煎汤服，每日1剂，连服5日。③取冬瓜1510g，洗净，切块，放入锅中加清水炖，当菜吃，可消除浮肿，降低血压。④250g左右的鲤鱼1条，去鳞及内脏，放入砂锅内，加入50g赤小豆用小火炖，待鱼熟豆烂时进服，每日1次，连服3～5天，水肿可减轻。⑤250g鲤鱼1条，去鳞及内脏，加入30g黑木耳，加水、油、盐煮熟食用，每隔5天吃1次，可去水肿。⑥将赤小豆100g，绿豆100g，黑豆100g，三味原品洗净入锅，加入适量白糖，煮烂成豆汤随时饮用，可清热利湿，消肿散热。

22. 孕妇要预防失眠

由于分娩日期临近，孕妈妈心理负担越来越重，加之腹部负担加重，往往会出现失眠现象，这对孕妇的休息不利，还会影响未来分娩的精神和体力。为此，孕妇应注意多睡觉，预防失眠。

（1）做好临产前的检查，并把孕妈妈和胎儿状况详细告诉孕妈妈，以消除孕妈妈的各种忧虑，并使其了解一些分娩的常识。

（2）平时做一些可以分散注意力的活动，如给宝宝编织衣服，到林荫道上散步，听准爸爸讲些幽默的故事等，可以使孕妈妈分散注意力，避免忧虑，使生活多样化，精神更愉快，可排除忧虑感，防止失眠。

（3）准爸爸要帮助布置好房间，使环境清洁卫生，也可给孕妈妈以精神的安慰。

（4）准爸爸在临产前要更加关心妻子，不可与妻子争吵或发牢骚，以防增加孕妈妈的烦恼。

（5）孕妈妈睡前适当散步或做些愉快的事，以愉快的心情入睡。

（6）晚上睡前可以喝些牛奶及小米粥，可防失眠。

23. 孕妇患眼干燥症要补充维生素 A

眼干燥症是维生素 A 缺乏所引起的疾病之一。孕妈妈妊娠晚期维生素 A 缺乏会患眼干燥症，还会引起皮肤、呼吸道、胃肠道、尿道及内分泌系统等疾病。

眼干燥症患者首先是视觉逐渐模糊，眼部有干燥感，常做有意识的眨眼，黑暗适应时间延长，最后可发展为夜盲。

维生素 A 能维持正常视觉。孕妈妈患眼干燥症后，要及时补充富含维生素 A 和胡萝卜素的食物。胡萝卜素在人体内可转化为维生素 A，故也叫维生素 A 原。富含维生素 A 的食物有动物肝、河螃蟹、鸡蛋黄、牛奶、黄油，乳酪等。富含胡萝卜素的食物有胡萝卜、油菜、菠菜、甘蓝、韭菜、芹菜叶、香菜、苋菜、荠菜、金针菜、南瓜、豌豆苗、甜薯等。

24. 仰卧综合征的预防

孕妇妊娠 8 个月后，腹部增大，有的孕妇喜欢仰卧，若睡眠时仰卧的时间长久，则会出现头晕、心慌、发冷、出汗、血压下降等症状，甚至神志不清或呼吸困难，这就是仰卧综合征。

为何引起仰卧综合征？因为日渐增大的子宫在孕妇仰卧时会压向脊柱，使得脊柱两旁的大静脉和大动脉也受压迫，从而使大静脉中的血液不能顺畅地流回心脏，造成回心血量减少，导致心脏向全身输出的血量减少，出现一系列血压下降的症状，这不仅影响孕妇健康，对胎儿也同样有危害。由于心输血量的不足及大动脉的受压，都会减少对子宫的供血，胎盘的血液供应也会因此减少，导致胎儿缺氧，很快出现胎心或快或慢或不规则，严重时会导致胎儿窒息或死亡。

怎样预防？孕妇不管是夜晚睡眠，还是白天躺卧，必须采取左侧卧位。若因仰卧发生不适时，孕妇应迅速改为左侧位或半卧位，症状会得到缓解。

25. 孕妇肌肉酸痛、乏力的调理

不少孕妈妈常有体倦乏力的现象，并伴有头痛、失眠、食欲不佳，心动过速、小腿酸痛、压痛等症状，妊娠晚期更加明显。这主要与孕妈妈维生素 B_1 缺乏有关。维生素 B_1 与人体的物质和能量代谢有密切关系。当人体内维生素 B_1 不足时，会影响糖的氧化代谢，引起能量供应不足，由于丙酮酸和乳酸在组织中堆积，可出现相应的神经系统和心血管系统症状，严重时心肌和脑组织功能改变，还会影响胎儿的生长发育。

孕妈妈为了满足自身和胎儿发育的需要，能量需要增加，因而维生素 B_1 的需要量也相应增加。一般从事轻体力劳动的人，每日应供给 1.2mg 维生素 B_1，而妊娠 4 个月以上到妊娠晚期的孕妈妈每日维生素 B_1 的供应量为 1.8mg 才能满足需要，从而不会发生肌肉酸痛、乏力。

维生素 B_1 主要存在于谷类、豆类、坚果类中。孕妈妈应多吃粗加工的玉米、小米、燕麦片等。

26. 孕妇心悸、气短的预防

由于身体各种变化及胎儿生长发育，增加了孕妇全身各组织、器官的工作量。由于新陈代谢的增快，需要大量的氧气，故孕妈妈通过加深呼吸来增加肺的通气

量，以获得足够的氧气及排出二氧化碳。在肺泡中交换的氧气经血液循环被输送到组织、器官及胎盘中，将血液送往全身。由于妊娠期母体血容量比非妊娠期平均增加 1500ml，血浆增加的比例远远超过红细胞的增加，出现所谓妊娠期生理性贫血，致使血液带氧能力下降，再加上增大的子宫使心脏向上、向左移动，心脏处于不利的条件下工作。上述种种因素加重了心脏的负荷，机体通过增加心率及心排血量来完成超额的工作，一般情况下尚不至于出现症状，但遇活动量稍多，氧气需要量增加，再进一步加重心脏负担时，在妊娠中、晚期便容易出现心悸及气短。

若心脏没有器质病变则无大碍，只要孕妈妈在妊娠中、晚期安排适当的休息和轻度运动，避免激动和较重的劳动即可。不要勉强去做费力的活，上下楼梯慢走。如走路中发生心悸气短现象或呼吸困难，要站立或坐下休息一会儿。平常也应注意休息，对心脏有好处。

27.孕妇便秘、痔疮的预防和应对

孕妇容易出现便秘，是由肠管平滑肌正常张力和肠蠕动功能减弱，腹壁肌肉收缩功能降低，加上饮食失调，如食物过于精细和偏食等，食入的粗纤维过少或饮水少，以及运动量减少等因素造成的，加之，增大的子宫和胎儿先露部压迫直肠，也能导致排便困难。便秘轻者食欲降低，进而加重肠功能失调，严重者诱发自身中毒（由于便秘，在肠道内积蓄的代谢产物被吸收导致中毒），或者由于孕妈妈患了便秘，在排便时用力，会导致流产、早产，对母子都不利。

便秘者往往导致痔疮。痔（内痔或外痔）往往造成慢性出血，孕妇痔疮的发生率高达 66%。痔疮早期症状是粪块外表有血迹或肛门滴血，严重时血液可喷射而出。孕妇出血会造成贫血，患者感到头痛头晕、气短、疲倦无力，精神不佳，还会殃及胎儿，使胎儿发育受损。

看来孕妇必须预防便秘和痔疮，以利孕妇健康和胎儿的发育。

便秘、痔疮的预防方法如下。

（1）孕妈妈多吃些防止便秘的食物。

（2）孕妈妈不可久坐、久站、久卧，应适当参加运动，以利于肠胃蠕动，促进排便，防止痔疮的发生。

（3）孕妈妈还可以每日进行提肛锻炼，促进肛门部的血液循环，帮助静脉血的回流。方法是做忍大便的动作，将肛门括约肌往上提，吸气，肚脐内收，再放松肛门括约肌，呼气，一切复原。如此反复，每次做30回，早、晚各锻炼1次。早上1次最好在起床前，仰卧在床上进行，这样效果良好，容易产生便意，利于养成每天早上起床后排便的良好习惯。

（4）避免对直肠、肛门的不良刺激，不要饮酒，不要吃辣椒、胡椒、芥末等刺激性的食物。使用的卫生纸宜柔软洁净。内痔脱出后，要及时慢慢托回，内裤要常洗、常换，保持干净。

（5）孕妈妈痔疮肿痛时，可用痔疮膏外敷，出斑较多时要服用维生素 C 或多吃含铁丰富的食物，避免发生贫血，影响胎儿生长发育。

切记，孕妈妈治疗痔疮时，不可用芒硝、大黄等有攻下作用的药物，以免引起流产。

怎样使孕妇便秘和痔疮消失或减轻呢？

（1）要多饮水、多吃芹菜、韭菜等含膳食纤维的蔬菜，在刺激肠蠕动的同时，还可以增加水分。多吃水果，香蕉也有很好的通便作用。

（2）适当活动，避免卧床休息，运动可增强肠蠕动，有利于排便。

（3）养成每天按时大便的习惯，早晨或晚上按时蹲厕大便，久之会使大肠条件反射排便。

（4）可服液状石蜡 30ml（也可用麻油、花生油代替），可以润滑肠壁，减少粪中水分的吸收。

（5）每天早晨空腹饮淡盐水一杯（约 500ml）有利通便。但不宜长时间饮用，高血压及严重水肿者禁用。

（6）喝蜂蜜水。蜂蜜的润肠作用好，有利于通便。

（7）少吃辛辣刺激性食物，不饮酒，以防加重痔疮的病情。

（8）患有痔疮时，孕妇要多卧床休息，不要久坐久站。

（9）经常做提肛运动。做法如忍便动作，将肛门括约肌往上提，每次做15～30次，早、晚各做1次。

（10）每天用温热的1∶5000的高锰酸钾溶液进行温水坐浴，可消炎、镇痛、止血。

28. 孕妇口腔疾病的防治

舌、口角发炎和牙龈出血等口腔疾病对孕妇和胎儿都不利，为此，首先要做好预防工作，并及时查明原因及早治疗。

妊娠女性常有嘴唇黏膜水肿、皲裂、口角开裂和出血结痂，以及舌裂两侧疼痛与烧灼感，造成这种症状的原因之一是孕妇缺乏维生素 B_2。在妊娠过程中，孕妇新陈代谢增高，加之胎儿体内的新陈代谢逐渐增加，孕妇维生素 B_2 需要量增加。我国营养学会推荐妊娠女性每日需维生素 B_2 1.2mg，而妊娠孕妇则应供给1.8mg。我国正常女性维生素 B_2 摄入量每日 0.7mg。因此，妊娠期维生素 B_2 易发生缺乏。因此孕妇要多吃些富含维生素 B_2 的食物，维生素 B_2 的食物有牛奶、动物肝、蛋、鱼类、黄豆、干香菇、绿叶等。

还有些女性妊娠后，经常出现牙龈出血、浮肿、脆软、牙龈乳头部有红色、蘑菇样增生物，只要轻轻一碰，牙龈就会出血。这种情况医学称为"妊娠期牙龈炎"，多见于妊娠早期。这是因为，女性妊娠后，体内雌、孕激素增多，使牙龈毛细血管扩张、弯曲、弹性减弱，以致血液淤滞及血管壁通透性增加而造成牙龈炎。此种情况会随着妊娠的进展而加重，但是，分娩后由于体内雌、孕激素水平降低，症状会自行消失。

孕妇出现牙龈炎后，要做到勤刷牙，注意口腔清洁。每次进食后都应刷牙漱口，刷牙后不再吃东西。有的怕牙龈出血严重不敢刷牙是错误的，只有牙龈、牙齿、口腔更清洁，才有利于牙龈消炎止血。另外，孕妇要多吃富含维生素 C 的新鲜水果和蔬菜，必要时服维生素C片，以增强毛细血管的弹性，降低其通透性。还可以多喝牛奶，补充钙质，如果失血较多，还要适当补充铁。

女性妊娠后由于雌激素、黄体酮、绒毛膜等的水平显著提高，很容易引发牙龈出血、水肿，并因这些营养素的刺激，而使口腔变为酸性，加之孕妇进食次数的增多，以及孕妇的健康也有减弱，因此，孕妇应比平时更为注意牙齿护理，讲究口腔卫生。

（1）保持口腔清洁：每天早、晚各刷一次牙，吃东西后要用清水漱口，避免食物的残屑在牙龈和牙齿间存在。

（2）多吃富含维生素C的蔬菜和水果，以减少毛细血管的渗透牲；少吃坚硬和刺激性食物，如辣椒、酒等。

（3）孕妇应在妊娠早期和晚期进行2次口腔常规检查，及早防治牙病和牙周病。

（4）平时做牙齿保健：孕妇经常叩动上下牙齿，可增加口腔唾液的分泌，其中的一些物质具有杀菌和洁齿的作用。

29. 孕妇鼻出血的处理

孕妈妈体内大量的雌激素使鼻黏膜肿胀，局部毛细血管扩张充血，易破损出血。再加上鼻中隔的前下方本来血管就丰富，并且位置表浅，易受损伤，因此，有些孕妈妈经常鼻出血。孕晚期会加重。

由于鼻出血的部位多在鼻中隔的前下方，因此，可把出血一侧的鼻翼向鼻中隔压紧或塞入一小团洁净的干棉花压迫止血。如果是双侧鼻出血，可用拇指和食指捏紧两侧鼻翼部以压迫出血区，再在额部敷上冷毛巾，促使局部血管收缩止血。用冷水洗脸特别是冷敷鼻部，也可以使鼻部血管遇冷收缩，达到止血的目的。如果上述方法仍不能止血，就请医师处理。鼻出血时如果流到口咽部要吐出来，不可咽下去。孕妇切忌紧张、慌张，要冷静，心静则可防止血压升高，对防止鼻出血有利。

30. 孕妇患阑尾炎应采取的措施

阑尾炎是急腹症的一种。孕妇发生阑尾炎往往是在妊娠早期或中期。这是因为孕妇子宫的不断增大，盲肠和阑尾从原来的右下腹逐渐被推移到右上腹。妊娠5个月时达到平脐水平，足月时可到胆囊下方。因而孕妇阑尾炎疼痛是在脐旁或右上腹。阑尾炎症状是恶心、呕吐、压痛、反跳痛等，女性妊娠后这些症状变得模糊、不典型。

孕妇患了急性阑尾炎应及时采取措施，用药要讲究选择，避免致胎儿畸形；手术治疗时应尽量避免刺激子宫。药物治疗、手术治疗都有可能引起流产。孕妇在治疗期间应配以保胎药物，并注意休息。

31. 孕妇出现肌肉酸痛、乏力，补充维生素 B_1

不少孕妇常有体倦乏力的现象，并伴有头痛失眠食欲不佳，以及心动过速，小腿酸痛、压痛等症状。这主要是与孕妇维生素 B_1 缺乏有关。维生素 B_1 与人体的物质和热量代谢有密切关系。当人体内维生素 B_1 不足时，会影响糖的氧化代谢，引起能量供应不足，由于丙酮酸和乳酸在组织中堆积，可出现相应的神经系统和心血管系统症状，严重时心肌和脑组织功能改变，还会影响胎儿的生长发育。

孕妇为了满足自身和胎儿发育的需要，热量需要增加，而维生素 B_1 的需要也要相应增加。一般从事轻体力劳动的人，每日应供给 1.2mg 维生素 B_1。而妊娠4个月以上的女性每日维生素 B_1 的供应量应为 1.8mg，才能满足需要，才不会发生肌肉酸痛、乏力等现象。

维生素 B_1 主要存在于谷类、豆类、坚果类中。孕妇应多吃粗加工的稻米和玉米、小米、燕麦片等。

32. 孕妇某些部位疼痛要警惕

（1）头痛：有些孕妈妈妊娠早期有头晕、轻度头痛，是较常见的妊娠反应。倘若妊娠后期突然出现头痛，则要警惕是否是子痫的先兆，特别是血压升高和水肿严重的孕妇，尤应注意及早医治。

（2）胸痛：孕妈妈胸痛时有发生，多发生于肋骨之间，犹如神经痛。此种情况可能是妊娠引起不同程度的缺钙，或由于膈肌抬高所致。可适当补充含钙食物。

（3）腰背痛：孕妈妈腰背痛是为调节身体平衡，孕妈妈过分挺胸而引起的脊柱痛。在晚上站立过久时疼痛加剧。孕妈妈可减少直立体位，经常变换体位和适当活动等，可改善疼痛症状。

（4）骨盆压痛：在妊娠末期，随着子宫的长大，其关节韧带处于压迫牵拉状态，骨盆常会引起疼痛。稍用力或行走时疼痛加重。此疼痛无须治疗，可逐渐减轻。

（5）腿痛：孕妈妈腿痛的常见原因是腿部肌肉痉挛，往往是孕妈妈缺钙或B族维生素缺乏所致。可服用钙片或维生素药品，以及主食用含钙、B族维生素丰富的食物，即可好转。

（6）手臂痛：妊娠晚期，当孕妈妈把胳膊抬高时往往发生一种异样的手臂痛，或有一种蚂蚁在手臂上缓慢爬行的蚁行感。这种情况是因妊娠压迫脊柱神经的缘故。孕妈妈平时应避免做牵拉肩膀的运动或劳动，可减少疼痛，分娩后会恢复正常。

（7）乳房疼痛：有的女性时有经前乳房痛的症状，妊娠后，孕期血液循环增加，会使乳房增大、突出，也会出现乳房疼痛，甚至比月经前乳房疼痛更严重些，但这也是正常生理反应，是由乳房增大、乳腺扩张引起的，不必担心，分娩后排乳就可使疼痛减轻直至逐渐消失。

（8）坐骨神经痛：坐骨神经痛是指沿坐骨神经支及其分布区域的神经性疼痛，多见于一侧，常发生在步行及活动时。对于妊娠期的坐骨神经痛，轻者口服或肌内注射维生素 B_{12}，症状严重时应卧床休息，至产后压迫解除，疼痛自然会消失。

33. 孕妇贫血的防治

缺铁性贫血可发生在各年龄段，以生育期女性发病率较高。孕期贫血常见且严重，缺铁性贫血占 90%。严重贫血可导致围生儿及孕妇死亡。

（1）引起妊娠合并缺铁性贫血的原因很多，常见的有以下几方面：①妊娠期铁需要量增加。妊娠期间胎儿发育成长和子宫增大需要铁，此外，还要储备铁供应分娩时失血和产后哺乳的消耗。因此，孕妇于妊娠晚期体内所需的铁量比未妊娠女性所需铁量高 4 倍。身体对铁质的需要量超过饮食摄入量时，就会引起贫血。这种情况下，孕妇要多吃些含铁丰富的食物或吃些补铁剂，以补充所缺的铁。②食物中营养不足。孕妇饮食中缺乏铁质、蛋白质、维生素 B_{12} 或叶酸等，都可引起贫血。早孕时因恶心、呕吐反应较重而少食、挑食、不进肉食等会造成营养不足。因此，孕妇应注意多进食，多进营养丰富的食品，或补充铁剂。③铁质吸收障碍。食物中所含铁质，必须先经胃液中盐酸的作用，转变为亚铁盐才能被小肠吸收到血液中，然后送到骨髓中造血。然而，孕妇有胃肠道反应者，往往胃肠功能减弱，胃液分泌不足，胃酸减少，使含铁物质在胃中不能转化，吸收困难，因此体内缺铁而产生贫血。此时，应通过医治或运动加强胃肠道功能。④急性或慢性失血者。孕妇在妊娠前曾有急性出血未经彻底治愈而贫血者，或妊娠期间持续小量出血，如胃、十二指肠溃疡、肾盂肾炎、痔疮出血等，都可引起相应严重的贫血。因此，孕妇要治疗疾病，以减少出血。⑤肠道寄生虫病。如钩虫病引起的贫血是相当多见的。妊娠合并钩虫病在农村较多见，因此，女性要在孕前治疗钩虫病。⑥妊娠次数多。生育过多、过密，哺乳时间过长，铁剂供给不足也易合并贫血，此种情况要从加强孕妇营养入手补充血液。

（2）贫血要补铁：胎儿的迅速生长发育及胎盘等附属物的生成都需要铁，铁还是制造血液的必然原料，缺铁就会缺血，缺血则必然发生贫血。血能携带氧供给胎儿，胎儿缺氧就会窒息而死亡。孕妇缺铁，就会使胎儿发育不成熟，出生后为低体重儿，或者发生流产或早产。缺铁孕妇也易发生妊娠高血压疾病，还会使分娩时产程延长，出血量增多，产褥期抵抗力下降，身体恢复差。所以贫血要补铁。

孕妇、胎儿生长发育用铁，而且从妊娠 4 个月开始，孕妇和胎儿都要储备一定量的铁。孕妇准备分娩时用铁，胎儿为出生后储备 5 ~ 6 个月的用铁，因为母乳中含铁量极少，不够婴儿使用，所以孕妇必须补铁。

孕妇在妊娠第 5 或第 6 个月时很容易发生贫血，这是因为胎盘和胎儿的发育都要增加血容量，以至于铁的供给量要达到未妊娠前的 2 倍。另外，孕妇本身胃酸减少也影响膳食中铁的吸收，为此，妊娠 5 个月以后孕妇要通过饮食摄取足够的铁质。孕妇缺铁对孕妇、胎儿都会造成危害，如胎儿宫内生长迟缓、足月出生时体重不够 2500g，胎儿出生容易发生消化道呼吸道感染；产妇分娩时发生宫缩无力，产程延长或难产，产后出血多等情况。①贫血孕妈妈的饮食补铁。孕妈妈防贫血，要注意调节饮食，加强营养，每天都应当适当吃足够的瘦肉、鸡蛋及含铁多的食物。含铁的食物，如动物肝、动物血制品、鸡蛋、芝麻酱、海带、香菇、白菜、芹菜等。从孕中期开始，注意含铁丰富食物的营养摄入，就不会使孕妈妈出现缺铁性贫血。②贫血用药。大多孕妈妈都有不同程度的缺铁表现，因此在妊娠期最好补充铁，补铁时间从妊娠 12 ~ 16 周开始，补充铁剂剂量大小由贫血的轻重程度及对铁剂的反应大小而有所区别。③治疗失血的疾病如痔疮、胃出血等慢性疾病，以免造成贫血。

34. 妊娠高血压的预防和生活调理

在妊娠 20 周前反复测量血压在 140/90mmHg 以上，或在妊娠前即确诊患有高血压，称为妊娠合并原发性高血压，约 59% 患者有家庭史。

妊娠合并原发性高血压而血压于孕中期下降者，或血压低于 160/100mmHg 者，胎儿成活率高。血压高于 160/100mmHg 者胎儿死亡率明显上升。基础血压大于 180/100mmHg 者，胎儿死亡率达 23%。如又附加妊娠高血压，胎儿死亡率高达 41.3%。妊娠高血压出现越早，胎儿预后越差，于 32 孕周前并发高血压综合征者，75% 胎儿死于宫内。

妊娠高血压疾病应以预防为主。预防妊娠高血压疾病，尤其是预防重度妊娠高血压疾病是减少孕产期母婴病死率的重要环节。

（1）要预防本病首先要了解引起本病的原因，针对原因进行预防：①新陈代谢的原因，主要与饮食有关，如盐、水分的代谢异常引起氨基酸、矿物质、维生素缺乏等。②胎儿、胎盘的原因，如胎盘组织坏死引起功能丧失，缺氧等。另外，从胎盘产生的具有某种特殊毒性的物质，也影响胎儿的新陈代谢。③不能适应由于体内发生的异常状态，加上妊娠带来的体内激素失调，腹部增大，增加腹压，引起血液循环异常等。④某些诱因不能忽视，如以前曾患过原发性高血压、肾病；本次妊娠中怀有双胞胎或多胞胎；有原发性高血压家族史的孕妈妈；第一次妊娠的初产妇；年龄过小或过大的孕妇（后者指35岁以上的女性）；身体矮胖、精神紧张的孕妇易患妊娠高血压。

（2）具体预防措施：①定期做产前检查。这是早期发现妊娠高血压的最佳方法。每一次检查，医师都会为孕妈妈测量血压、化验尿液及称重，同时检查孕妈妈是否有腿部水肿现象。这些均是判别孕妈妈是否患上妊娠高血压的最重要的指标，孕妈妈平时不能怕麻烦而忽略这一点。定期接受检查，如有异常马上会被发现，医师及早对孕妈妈施以对症治疗，因此，使病情得以控制，不致发展得很严重。②生活规律化。从妊娠7个月起，不要做过于繁重的工作和剧烈的运动，减少家务劳动，感到疲劳时立刻休息，每天必须保证充足的睡眠和安静的休息，在保证8小时睡眠后，中午也应该休息半小时到1小时。孕妇心态要平稳，情绪不要大起大落。不要长久地看电视。若孕妇感到有不适症状时，应赶快去看医师。③饮食要均衡。多食高蛋白食物，如新鲜鱼肉、瘦肉、豆类及豆制品、乳类，以及蔬菜、水果。少食盐，并控制水分的摄入。少吃咸食和辛辣及刺激性的调味品。避免过多摄入动物性脂肪及糖类，以吃八分饱为宜，以免体重过重血压升高。④适量做运动。孕妈妈经常以愉快的心情去散散步或接受森林浴，不但不会造成大的负担，反而能增强抗病能力。孕妈妈以运动后身体感到舒适为宜。⑤避免体重过重。孕妈妈过胖也容易引起妊娠高血压。一般妊娠几个月后每周体重的增加应在500g以内。若超过500g，身体内就有可能存在水肿，必须马上去看医师。⑥睡眠取左侧卧位。左侧卧位时子宫不压迫脊柱旁边的大血管，使得下肢大静脉内的血液正常回流到心脏，因而可以预防水肿。

（3）高血压患者宜多吃豆类、蔬菜、水果和菌类：蔬菜和水果有利于心肌代谢，改善心肌功能和血液循环，促使胆固醇的排泄，防止原发性高血压。下列蔬菜、水果防止高血压效果明显。

①芹菜。芹菜富含蛋白质、胡萝卜素和多种维生素、氨基酸，以及钙、磷等矿物质。营养价值高、药用价值大，具有降压降脂的功效。②葫芦。葫芦含有丰富的糖、维生素 B、维生素 C、脂肪、蛋白质等，具有清热利尿、降压的功效。③荸荠。荸荠含蛋白质、磷、铁、维生素，清脆可口，是降血压的佳果。④萝卜。萝卜含有多种维生素、钙、磷、铁等物质，具有清热利尿、凉血止血功效，是高血压的食疗佳品。⑤大蒜。大蒜含糖、蛋白质、脂肪、维生素 A、维生素 B、维生素 C 及多种微量元素，具有止咳平喘，通窍行水功效，是治疗高血压的常用食物。⑥番茄。番茄营养非常丰富，不仅含有蛋白质、脂肪、多种维生素、多种微量元素，而且是治疗高血压、眩晕、血脂高的常用食物。⑦山楂。山楂中含有一种特殊物质能促进体内胆固醇的代谢，有降低胆固醇、软化血管、降血压的作用。高血压患者吃山楂，可起到辅助治疗的作用。⑧香蕉。香蕉中含有大量的钾，钾能促进体内钠和水分的排泄，减少机体的血容量而使血压降低；另外香蕉还含有丰富的维生素 C、维生素 P 和维生素 E 等，可增加血管壁的弹性，促进胆固醇代谢，预防动脉硬化的发生。一般每日吃 3～5 个香蕉、可有效预防原发性高血压的发生和发展。⑨西瓜。西瓜除了不含脂肪外，汁液几乎包括了人体所需要的各种营养成分。西瓜不仅对治疗高热伤津、暑热烦渴等症有益，也是辅助治疗高血压的佳品。⑩海带。海带中含有一种褐藻酸的物质，是一种降血压的有效成分，还含有丰富的钙质。用 50～60℃的水浸泡海带后。把浸液给高血压患者服用，可使血压明显降低。另外，干海带上常有白色的结晶物质，这种物质是一种甘露醇，有很好的利尿作用。通过利尿，也能起到降血压的作用。⑪豆类。绿豆含蛋白质、脂肪、糖、纤维素和无机盐等，而且蛋白质含量比谷类高，B 族维生素含量比玉米高。尤其是赖氨酸的含量高于其他植物食品。

绿豆加工成豆芽后，维生素C的含量大为增加。中医学认为，绿豆性寒味甘，有清热解毒、利水消肿和消暑止渴的作用，对高血压、糖尿病、哮喘、湿疹和皮肤瘙痒等症均有一定的辅助治疗作用。大豆含有植物蛋白，可以降低血中胆固醇，加固血管。豌豆也能有效地降低血压。⑫食用菌。食用菌种类繁多，如草菇、香菇、平菇、蘑菇、黑木耳、白木耳等，均有控制原发性高血压病情的良好作用，最好做成汤类食用。菌类食物不仅营养丰富，味道鲜美，而且还对高血压所致的脑出血、脑血栓等有较好的治疗效果。

（4）精选膳食降压配方：①芹菜粥。取新鲜芹菜连根、叶 60～120g，洗净切碎，粳米 100g 洗净，一并放入锅内，加水适量，熬煮成粥，也可加少许盐成微咸粥，有降血压效果。②菊花粥。取干菊花末 10～15g，粳米 100g。先将粳米淘净放入锅内加水适量，熬煮至半熟，再加入菊花细末，继续用文火煮至米烂成粥。③山楂粥。取山楂 30～40g，加适量水，用砂锅煎取汁液，之后与洗净粳米 100g，红糖 5～10g 共煮成粥。④紫菜绿豆粥。取紫菜 10g 泡软，干绿豆 50g、粳米 100g 淘净，一同放入锅中，加清水适量，共煮成粥。⑤核桃仁拌芹菜。取芹菜 300g 洗净切丝，以沸水焯后放凉，核桃仁 50g，沸水浸泡并剥去外皮后摆在芹菜丝上。吃时稍加精盐、鸡精、香油拌匀，佐餐食。⑥蘑菇汤。蘑菇 300g，加清水 1500ml，小火煮 2 小时，分 2～3 次服。可降压消脂。⑦香蕉玉米须汤。玉米须、西瓜皮各 30g，香蕉 3 只。玉米须、西瓜皮加水 500ml，煎半小时，去渣留汁，再将香蕉去皮切段放入，继续煎至香蕉熟。分 2 次食香蕉，喝汤。可清热降压。

（5）高血压孕妇用药切记：忌间断服降压药，有的患者用降压药时服时停，血压一高吃几片，血压一降，立即停药，这种间断服药，不仅不能使血压稳定，还可使病情发展；也不要自行更换药物，在降压治疗之初，医师一方面会根据个体情况制定方案，还会根据疗效及副作用调整药物，一旦治疗达标，就应该坚持，不要轻易自行更改。

（6）忌多食的食物：①食盐。吃盐过多，血液中钠离子浓度较高，需要超出正常量的水分去稀释，以保持血钠（血液中钠离子）相对恒定的浓度，这就使人体血容量增加。血容量增加与血压升高成正比，由于血容量增加，从而导致血压升高。调查结果显示：在食盐量较高的人群中，高血压的患病率为 10%；食盐量中等人群中，高血压患病率为 7%；食盐量少的人，高血压患病率仅为 1%。说明高血压的发病与吃盐多少有密切的关系。另一方面，吃盐过多还会导致血压性心脏病发生。因此，高血压患者应以低盐饮食为宜，每日吃盐总量应控制在 2～3g。②高脂食物。指的是含脂肪酸高的食品，如肥肉、油煎及油炸食物等。高血压患者长期吃高脂食物，可引起血脂增高，脂质沉积，附着于血管内壁，形成动脉粥样硬化，血管弹性减弱，血流外周阻力增大，血压升高。③高热量食物。葡萄糖、蔗糖、巧克力等可诱发肥胖，而肥胖者的高血压发病率往往要比正常体重者高。高血压者也多合并有超重或肥胖。所以，高血压患者饮食上应限制高热量食物。④忌饮酒、喝浓茶、喝鸡汤。饮酒可以使心率增快，血管收缩，血压升高，还可促使钙盐、胆固醇等沉积于血管壁，加速动脉硬化。大量、长期饮酒，更易诱发动脉硬化，加重高血压。因此，高血压患者应限制过量饮酒，最好不饮酒。

原发性高血压患者忌饮浓茶、尤其是忌饮浓红茶。因为浓茶中所含的茶碱量高，可能引起大脑兴奋、不安、失眠、心悸等不适症状，从而使血压上升。而饮少量的淡绿茶有利于原发性高血压的治疗。

鸡汤的营养价值较高，很多人都喜欢喝，殊不知，鸡汤中含脂肪和胆固醇多，鸡汤会使人体胆固醇和血压增高。因此，不能盲目地把鸡汤作为病人的营养品，尤其是有原发性高血压的人，更不宜喝鸡汤。

（7）日常生活调养：①请医师帮助，选择降压对胎儿没有伤害的药，并坚持常吃不停。因为有些药物有效、稳定的降压需数周的时间。自行调药不仅使以往的治疗前功尽弃，还会增加血压波动的机会，引发不良后果。②情绪要稳定。血压的调节与情绪波动关系非常密切。大喜、大悲、大怒都可引起血压大幅度地波动，因此已患高血压的患者，应养成自制的习惯，保持情绪的相对稳定。暴怒、极度恐怖或精神极度紧张，血压可骤升，收缩压可升 20～60mmHg 或更高些，舒张压亦明显增高。急怒或恐怖过后，血压亦可恢复正常，但恢复的速度比较慢。患者也不要狂喜、哈哈大笑。③保持大便通畅。人体在排大便时腹压升高可以影响血压。排便困难的人，则更明显。因此，患有高血压的人，在排便困难时可服用一些泻药。平时应多食含纤维素多的蔬菜，还应养成每天定时排便的习惯，防止便秘。④要控制体重。肥胖是高血压患者的大敌。体重增加，心脏负担加重，血管外周阻力增加都是导致高血压恶化的重要因素。⑤一夜三杯水。晚上睡前、半夜醒、早晨起床各饮一杯温开水。因为夜间血流缓慢，容易形成血栓，睡前饮一杯可稀释血液。半夜醒来，尤其是夏季睡觉出汗多，半夜起床也要饮一杯水。当然，不必刻意半夜饮水而影响了休息。早晨起床饮一杯水，因为早晨 8～10 时是血压高峰期，心脑血栓易形成，饮一杯水可以稀释血液，防止血栓形成。另外，还可起到通便的作用。⑥适当运动。要坚持轻度的有氧运动，以利于健身和血管通畅，血流增加，但不可做剧烈运动，以免血压继续升高。

35. 妊娠心脏病患者要注意调养

一般认为患有心脏病的女性不宜妊娠，以免加重心脏负担，对母子都不利。如心脏病较轻，只是心脏不适，可在医师的指导下，注意饮食和休息也可以妊娠，但是孕妇必须注意身体检查，注意休息和睡眠，并注意饮食调养。

（1）饮食要求：妊娠心脏不适或轻微心脏病，要多食高蛋白、高热量食物，并从妊娠 4 个月起要少吃盐，还要注意满足维生素的摄入。因为维生素 B_1 缺乏可引起心脏功能失调。专家提示，发生妊娠合并心脏病的女性，宜多吃高蛋白的鸡蛋、豆腐及其他豆制品，还要多吃动物肝及绿叶蔬菜。有人给心脏病者设计了如下一日进餐食谱，也适合妊娠心脏病患者参考食用。

早饭：牛奶 200g，白糖 10g，鸡蛋 50g，馒头片 25g。

午饭：米饭 150g，溜汁牛肝：牛肝 200g，笋片 50g；番茄木耳汤：番茄 100g，水发木耳 20g，苹果 100g。

晚饭：麻酱花卷。标准粉 100g，芝麻酱 30g，红糖 30g。

晚点：豆浆 200g，白糖 10g，面包 50g。

这一日三餐一点，含蛋白质、热量、维生素 B_1、铁等比较全面充足。

适合妊娠心脏病患者的饮食原则是：低脂肪、低胆固醇、低盐、高维生素、高纤维素，忌吃难消化的食品，忌进食过快和过饱，饮食宜淡。

妊娠心脏病宜吃食物包括糙米、小麦、小米、玉米、高粱、燕麦、荞麦。多吃些植物油，如玉米油、花生油。多吃些蔬菜，如大蒜、洋葱、番茄、苜蓿、芦笋、胡萝卜、芹菜、白菜、青椒、黄瓜、萝卜、冬瓜、空心菜、南瓜及海带、香菇、木耳、紫菜等。

妊娠心脏病者宜吃水果，如苹果、香蕉、山楂、葡萄、西瓜，干果要吃栗子、核桃、松子等。

对疾病有治疗作用的食物有玉米、麦芽、山药、核桃、大蒜、海带、酸奶、山楂、茶叶、洋葱、豆类等，妊娠心脏病者可多吃。

（2）妊娠心脏病患者要注意多休息：每天睡眠要在 10 小时以上，中午要午睡 2 小时。白天觉得累了，就躺下或坐下休息一会儿，待身体好些再活动，病人不要多干活，不要干重活，一些费力的活由家人承担。

（3）妊娠心脏病患者运动要适当：不能有大的运动，应以慢散步为主，既能锻炼，又不能感到劳累。适当的运动对胎儿发育和心脏运动有利，只要从饮食和运动、休息上注意，做到有利胎儿和孕妇，完全可以安全孕产和健康养病，保证大人和孩子的安全。

36. 妊娠糖尿病要控制病情

原则上讲，患有糖尿病的女性不适宜妊娠。如果孕期发现了糖尿病，则要特别重视诊治，控制病情，因为孕妇患糖尿病，胎儿死亡率高，遗传性也很高，如果适当诊治可以减少胎儿及新生儿的死亡。

孕妈妈患糖尿病对胎儿有以下影响：孕妈妈患糖尿病时，糖代谢异常，身体糖高，血中游离脂肪酸水平也高，容易发生酮血症。早期胚胎生长在这样的环境中，胎儿畸形发生率为 6% ～ 10%，为正常妈妈的 3 倍以上。病程长或有血管病变糖尿病孕妈妈，其胎儿畸形率可达 20%。此外，糖尿病刺激胎儿，胎儿在宫内必然接受母体的高血糖，而高血糖能刺激胎儿胰岛 B 细胞分泌较多的胰岛素，而使胎儿体重增长过快而形成巨大儿，这种胎儿出生后离开母血供养，新生儿血中高胰岛素容易使其发生低血糖及黄疸等。糖尿病女性所生的婴儿虽然胖大，但很娇嫩，各器官成熟水平比较差，各器官较正常新生儿成熟晚 2 ～ 3 周，大部分患有遗传性的 I 型糖尿病。

所以，孕妇发现患有糖尿病，要及时治疗。治疗要注射胰岛素控制血糖，以减少对胎儿的影响。将血糖控制为空腹 60 ～ 90mg/dl（指进食 8 小时所测的糖值）饭前 60 ～ 105mg/dl，饭后 1 小时小于 140mg/dl，饭后 2 小时小于 120mg/dl。

孕妇患糖尿病，除由医师指导注射胰岛素外，还要注意饮食和运动等方面的问题。

一般糖尿病患者，饮食要求比较严格，妊娠期患糖尿病，对饮食要求更为慎重，除注意一般糖尿病患者该注意的饮食外，还要注意以下几点。

孕期糖尿病患者应多吃含热量高的食物，但不宜吃糖含量高的食物。可适当吃些水果，增加蛋白质，如吃些含果糖的西瓜可不增加血糖；也可吃草莓、白兰瓜、鸭梨、李子、樱桃、桃、黄瓜、西红柿、水萝卜等以补充维生素 C；不可吃含糖量高的水果如柿子、杏、香蕉、鲜枣、龙眼等，这些水果含糖量超过 14%，一定不可多吃。吃水果的时间在饭前 1 小时、睡前或两餐之间，可防止血糖增加。

糖尿病患者不可食用酒、麦乳精、蜂蜜、咖啡等，多吃五谷杂粮含纤维素多的食物有利降糖。

适当运动有利于控制血糖升高，如散步、慢跑、做操、打拳等，要做到有利于降糖又适合妊娠女性。运动量不要过大，运动时间不要过长，每周运动 3 次，每次半小时至 40 分钟为宜。锻炼时间安排在饭后半小时至 1 小时。晚饭后锻炼，有利于睡眠，对孕妇有利。

患糖尿病孕妇散步可选择缓步、自由步运动。①缓步。每分钟行60～70步，缓步运动适合糖尿病及血糖不稳定的孕妇。每次缓步行走30～50分钟，每天走2次，上午10时左右或下午4时左右，也可晚上7时左右。缓步运动不会引起低血糖反应，可稳定情绪，消除疲劳，有利于稳定血糖。②自由步。散步时完全随意，且走且停，时快时慢，有同行者则边走边谈，或走一段路后停下来休息一会儿，再接着走。这种散步方式对各种糖尿病患者与孕妇都适合，可使人感到轻松愉快，不劳累，但运动量比较小，有些患者可采取其他散步形式与自由步结合进行。③散步姿势。为使散步能够达到保健的目的，首先必须坚持做到姿势正确。头部要正并且抬高，颈部放松，双眼注视前方，保持自然状态；肩膀向下、向后放松，挺胸，不要驼背；腹肌轻轻收缩；放松手臂并且前后自然摆动；步伐舒适自然，并且采用大小适当的步幅。散步必须注意姿势正确，才能不觉劳累和达到锻炼的目的。如果姿势不正确，不但容易疲劳，还会出现对机体某一部分的伤害。主要是在散步时保持身体平衡。行走时，虽然头和上半身及双臂可以轻轻摇摆，但不能动作过大，以免步态不稳和引起疲劳。

孕妇要保持良好睡眠，每天睡眠时间要达到9～10小时为宜，白天中午要睡1～2小时，有利休息和调剂精神，适当运动，不过量，以利降糖。

孕妇患糖尿病只要坚持胰岛素治疗并注意饮食和锻炼是可以控制病情的。

37.妊娠治病用药原则

药物可以治疗各种疾病，但是，用药不当反而会给人带来危害。特别是孕妇用药不当，会危及胎儿，使新生儿机体不全、畸形，造成终身残疾，给社会、家庭和孩子带来负担和痛苦。

药物对胎儿的影响可以是间接的，也可以是直接的。间接的影响，如妊娠时，子宫体显著增大，盆腔瘀血，常使孕妇发生便秘，若此时用强泻药，可使子宫剧烈收缩而引起早产。药物对胎儿直接影响最敏感的时期是在妊娠后的2～9周，妊娠早期的药物效应以致胎儿畸形为主。在妊娠的中、晚期，药物对胎儿产生的不良影响主要是使胎儿发生功能障碍和中枢神经系统的发育障碍。

为了确保母亲、胎儿安全，孕妇用药须遵循以下用药原则。

（1）慎用药物：孕期不可随意用药，用药不当对胎儿的有害影响，包括致死、致畸、致病，以及生长发育障碍等，不是确实需要，尽量避免用药。

（2）正确选择药物：当因患病确实需要用药时，应选择疗效确切且对胎儿比较安全的药物，也就是说，权衡利弊，选择对母亲、胎儿健康有最大好处和最小危险的药物。

（3）合理用药：要做到正确选择药物，首先要了解并掌握妊娠期可用药品的关系分类，通过临床使用经验和研究资料分析，已证实哪些药物对孕妇、胎儿是安全的；哪些药物是相对安全的；哪些药物对孕妇、胎儿是不安全的。已证实是安全的药物可以放心大胆使用，不安全的药物一定禁止使用。相对安全、很可能不安全的药物，一定要审慎、权衡利弊使用。孕妇的用药一定要在医师的指导下进行，遵医嘱。就诊时应向医师讲清妊娠的时间，以便医师恰当选用药物。

（4）切忌自己滥用药物或听信所谓"秘方""偏方"，以防止意外发生。

（5）避免应用不了解的新药。

（6）根据治疗效果，注意随时减药和停药。

（7）在遵循上述用药原则的基础上，使用时把药物所用剂量、种类、时间等减到最少。

38. 妊娠期用药的利与弊

孕妇妊娠期用药是一个值得人们关注并需要人们认真对待的问题。孕妇一个人用药，等于两个人接受药物的作用，胎儿成了被动的用药者。药物可以一方面通过胎盘直接影响胎儿，另一方面通过孕妇自身变化而间接影响胎儿。因此，孕妇合理用药，对保障孕妇的安全，维护胎儿的正常发育和健康成长具有重要意义。

女性妊娠后，在整个妊娠期间，由于身体各系统的生理变化，稍不小心即容易患一些疾病。为了保证母婴健康，必须及时应用药物治疗。另外，有一些孕妇，妊娠前已患病，孕期仍须继续治疗，或为了母亲的疾病不影响胎儿，也需要用药物治疗。如果妊娠中胎儿和母体出现异常情况，或分娩前必须做某些处理时，也常常需要用药，孕妇这时就应该大胆放心地在医嘱下用药治疗。孕妇患病后怕影响胎儿不敢用药，这不仅会耽误病情，而且孕妇的某些疾病的发展也会危害胎儿。我们说的孕妇滥用药物对胎儿有影响，并不是主张禁止孕妇用药。合理安全用药，对孕妇、胎儿都是有益的。例如，有的孕妇患了感冒，本算不上大病，但若久病不愈，长期咳嗽，容易引起支气管炎或肺炎，再加上发热，对胎儿就有影响了，有时会造成流产、早产或死胎等，在临产前若引起产后高热，治疗就更麻烦，甚至危及大人生命。在感冒早期治疗既简单又安全，故不要久拖不治。再如妊娠高血压开始表现为血压升高、头痛、头晕、下肢水肿，严重时全身水肿，化验检查尿蛋白很高，进一步可导致子痫，出现抽筋，即使住院抢救也不能确保母子平安。这种病是由轻到重发展而来的，如治疗及时可控制发展，中度的可转为轻度，重度的及时住院治疗，也可使母子转危为安。倘若片面强调吃药会影响胎儿，有病不治疗不就诊，有时医师开了药，当面接受，回家却不服用，直到出现视物模糊，甚至抽筋，再急诊求医，这是非常危险的。

　　孕妇发生感染一般是难免的，尤其是呼吸道和尿路感染更为常见，如及时、合理选用可用于孕妇的青霉素类（氨苄西林、唑青霉素等）、头孢菌素类（头孢羟唑、头孢唑林等），就可及早减轻症状，尽快康复，以免给胎儿带来不良影响。

　　我们说，在孕期合理安全用药，能减少流产、早产和死胎，新生儿和孕产妇疾病的发生率和病死率都可降低。但如果孕期用药不合理，就能引起许多不良后果，甚至造成严重危害。所以，为了安全用药，孕妇应在医师的指导下，权衡利弊，选择适当的药物、适当的剂量和恰当的给药方法。

39. 危险药物和危险使用时期（见表 5）。

表 5　危险药物和危险使用时期

分类	药名	禁用时间	对胎儿的损害
抗生素	氯霉素	全孕期	对胎儿的器官发育无影响，但是可以引起新生儿"灰婴综合征"
	二性霉素 B	全孕期	可导致新生儿肾功能障碍、听力障碍
	氨基糖苷类，包括庆大霉素、丁胺卡那霉素、链霉素、硫酸妥布霉素	全孕期	孕期使用可导致新生儿先天性耳聋和前庭功能损害，并对肾功能有破坏作用
	磺胺类	全孕期	孕妇服用可导致新生儿核黄疸、血小板减少、溶血性贫血
	四环素	全孕期	孕早期使用可导致婴儿肢体发育不良，发生短肢、畸形；孕中期使用可导致牙齿发育不良，出生后乳牙黄染；孕晚期服用可导致孕妇肝功能异常
	新生霉素	全孕期	可导致新生儿高胆红素血症
	呋喃坦啶	孕晚期	可导致新生儿贫血
维生素	大剂量维生素 A	全孕期	过量服用容易导致新生儿黄疸
	维生素 B_6	全孕期	过量服用可导致新生儿出现高钙血症和智力低下
解热止痛药	水杨酸、阿司匹林	孕早期	可使胎儿骨骼发育异常，腭裂、新生儿黄疸和血小板减少症；孕中、晚期慎用
	消炎	全孕期	可以导致新生儿出血、黄疸、高铁血红蛋白症
镇静抗惊厥	眠尔通	全孕期	可以造成胎儿宫内发育迟缓
	地西泮（安定）	全孕期	可以导致胎儿腭裂
	巴比妥	孕早期	可以造成心脏病、无脑、性器官畸形、腭裂、多指
	苯妥英钠	孕早、中期	连续使用可以造成腭裂、新生儿血小板减少症，心、肾和神经系统功能的异常

续表

分类	药名	禁用时间	对胎儿的损害
激素类	雌激素及避孕药	全孕期	均可导致畸形，特别是雌激素，长期服用，可使女性胎儿出生后在青春期阴道癌的发病率增加
	雄激素和合成避孕药	全孕期	可以导致女性胎儿男性化
	肾上腺皮质激素	孕早、中期	早期服用可导致胎儿腭裂、心脏和神经系统畸形、胎儿宫内发育迟缓
抗糖尿病类药物	降糖灵、甲苯磺丁脲片	全孕期	导致新生儿畸形、低血糖、血小板减少
	氯磺丙脲	全孕期	导致新生儿畸形、低血糖、血小板减少
利尿药	噻嗪类	全孕期	可导致新生儿血小板减少，新生儿溶血和出血
泻药	蓖麻油、番泻叶、大黄末、酚酞	全孕期	引起流产、早产
中枢镇痛药	吗啡	全孕期	孕妇用药后可迅速通过胎盘进入胎儿体内，产前使用可导致新生儿呼吸抑制，甚至窒息；产前6小时不宜使用
抗甲状腺素类合成药	同位素碘	全孕期	可导致新生儿甲状腺功能低下
	硫氧嘧啶	全孕期	可导致新生儿先天性甲状腺肿
降压药	利舍平	孕晚期	产前孕妇使用可导致新生儿鼻塞或呼吸困难
	硫酸镁	孕晚期	可引起新生儿高镁血症，表现为肌力松弛，呼吸衰竭

40. 孕妇禁用的中药

有许多孕妇认为，身体不适时吃西药不行，而吃中药对胎儿没有影响，这是非常错误的认识。目前已经有临床资料证明，部分中药在孕期服用对胎儿也会有不良影响。

（1）禁用的中药有：麝香、水蛭、虻虫、莪术、三棱、巴戟、牵牛、芫花、大戟、水银、铅粉、斑蝥、蟾蜍、土牛膝、蜈蚣、巴豆等。

（2）慎用的中药有：桃仁、蒲黄、五灵脂、没药、苏木、皂角刺、王不留行、枳实、大黄、芒硝、冬葵子、木通、肉桂、干姜、附子、乌头、甘遂、生南星、凌霄花、刘寄奴、马鞭草、穿山甲、雄黄、硼砂等。

（3）妊娠不能单独应用的药物：当归尾、红花、郁金、槟榔、厚朴、滑石等。

（4）孕妇忌用的中成药有：牛黄解毒丸、大活络丹、小活络丹、至宝丹、六神丸、跌打丸、舒筋活络丹、苏合香丸、牛黄清心丸、紫血丹、黑锡丹、开胸顺气丸、复方当归注射液、风湿跌打酒、十滴水、小金丹、玉真散、失笑散、龙胆泻肝丸、益母草膏等。这些中成药对孕妇均有明显伤害，必须禁用。

（5）孕妇慎用的中成药有：藿香正气丸、防风通圣丸、上清丸、蛇胆陈皮散等。

同时孕妇服用补品也要注意。有的孕妇为健身和防病，多采用吃补品，但要注意。

中医认为，女性在妊娠后月经停闭，脏腑经络之血皆注于冲任以养胎，母体全身处于阴血偏虚，阳气相对偏盛的状态。即为"阳常有余，阴常不足""气常有余，血常不足"，因此，容易出现"胎火"。

补品人参属于大补元气之品，孕妇久服或用量大，就会使气盛阴耗，阴虚则火旺，即"气有余便是火"。李时珍曾指出："人参甘温助气，气属阳，阳旺则阴愈消。"说明服人参不当，亦致阴虚阳亢。胎儿对人参的耐受性很低，孕妇服用过量人参有造成死胎的危险。

桂圆中含葡萄糖、维生素、蔗糖等物质，营养丰富，也是重要补品。桂圆甘温大热，孕妇食用后，会出现漏红、腹痛等先兆流产症状。

此外，还有鹿茸、鹿胎膏、鹿角胶、胎盘等补品也属温补助阳之品，孕妇也应忌服。

以上所说药物及补品只是部分举例并不全面，所以孕妇用药一定要在医师的指导下科学用药，一定要经过医师诊断后科学用药，以确保母子安全。

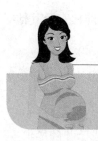

三 产妇不适及疾病防治

妊娠女性，经十月怀胎，终于实现了一朝分娩，孕妇变成了产妇。无论十月怀胎，还是一朝分娩，妊娠女性经受了很多不适，甚至疾病的困扰。特别是生产对产妇身体一些器官造成一定的伤害，加之身体虚弱，会在产褥期出现种种不适或疾病，还会给产妇的身体健康带来不利。乳房有疾病会给新生儿哺乳和发育造成伤害。因此，产妇必须注意预防不适和疾病的发生和治疗。

本章，就产妇在产后可能发生的不适和疾病，提出了预防和调治措施，希望产妇打好最后一仗，实现全面健康孕产。

1. 预防早产是产前的一项重要任务

早产多发生在妊娠 28～37 周，正值妊娠 7～9 个月时。早产是新生儿死亡的重要原因之一，所以，此期间要特别注意保胎，预防早产。

（1）从妊娠 7 个月开始要防早产：妊娠 7 个月开始，孕妈妈易发生早产。孕妈妈的过激运动也会造成早产。因此，孕妈妈上下楼梯的次数要减少，而且要扶好楼梯护栏，更不要到人多拥挤的地方去。此时，下肢肌肉痉挛、静脉曲张的孕妈妈，不要长时间站立，下半身不要系带子，睡觉时要把脚稍微垫高一点，这对保胎有益。孕妈妈如若拿东西不要拿重物，不要向高处伸手，也不要突然站起来。孕妈妈如果有便秘症状，要通过进食减轻，因为便秘时用力，易引发早产。为防止便秘引起早产，应每天早上喝牛奶和水，并吃些水果和含纤维素多的蔬菜，多食用香油、蜂蜜也有利于预防便秘。

妊娠 7 个月时孕妈妈子宫底高度上升到脐以上，不仅下腹部，连上腹也大起来，肚子沉重，步履艰难。此时孕妇容易发生异常，要坚持产前检查及其他必要的检查，早发现异常，早做处理，可减少早产的机会。

（2）早产的原因和危害：早产是有先兆征象的，如能尽早发现早产征象并积极采取措施，往往可以避免早产和延长孕期，使胎儿发育得更成熟些。

早产是指孕妇在妊娠后28～37周终止妊娠，因多种原因造成胎儿的早出生。常见有以下情况。①母体有急性传染病或慢性病造成早产，如心脏病、肾病及严重贫血等，或母体生殖器官异常，如子宫肌瘤或以前分娩造成宫颈重度裂伤等。此外，高血压能造成早产。②双胎、羊水过多或胎盘位置不正常，如前置胎盘、胎盘早期剥离、胎功能不全等。

早产儿生活力不足，病死率较高，致死的原因主要是肺发育不成熟导致呼吸窘迫综合征及颅内出血。早产还影响小儿的神经系统发育。从优生的角度看，对于早产应从预防入手，尽量不出现早产。

（3）早产的征兆：早产有3个征兆，如有先兆早产征象应及时请医师诊治。①下腹部变硬。过了第8个月，下腹部反复变软、变硬且肌肉也有变硬、发胀的感觉时，可能发生早产，首先保持冷静，尽早去医院接受检查。②出血。少量出血是临产的标志之一，但有时是从生殖器官出血，这有非正常临产的危险，可局部用干净的纱布、脱脂棉、卫生纸垫上以止血，注意防止早产。③破水。温水样的东西流出，就是早期破水。有的孕妇即便是早期破水，仍能在几周后平安生产，但一般情况下是破水后阵痛马上开始，此时可把腰部垫高不要动腹部，马上去医院。

预防早产的关键是妊娠期保健，从妊娠早期开始，定期做好产前检查，以便尽早发现问题，进行恰当的处理。要积极预防和治疗妊娠中毒及各种异常妊娠，可降低早产发生率。

（4）预防早产的措施：①患有心脏病、肾病、高血压、贫血等慢性病的女性已经妊娠，应按期进行孕前检查，以减少并发症的发生。同时，积极治疗贫血及孕期的并发症，做好妊娠高血压疾病的防治工作，也可减少早产的发生。②孕妇应注意孕期卫生保健，避免过度劳累及重体力劳动。孕妈妈应注意个人和环境卫生，防止传染病的发生，有利于胎儿健康。孕晚期如果孕妈妈休息不够，过于劳累或参加重体力劳动，则极易引发早产。③防止发生意外事故。如孕晚期不可摔跤、不可长途乘车和行走，否则将会引发早产。④孕妈妈要节制性生活，孕晚期最好不再过性生活。孕晚期性生活，因为压迫孕妇肚子、刺激阴道等都会引发早产。⑤当出现早产先兆症状（如下腹坠痛）时，应立即卧床休息，并在医师的指导下采取保胎治疗，尽可能延长孕期，使胎儿更趋向成熟。⑥妊娠晚期尤其是妊娠8个月以后，孕妈妈不要外出远行，以防劳累或休息不够而引发早产。⑦平时工作中避免过度劳累和精神紧张，以免早产。⑧孕妈妈一定要注意卫生，预防传染病，特别避免接触有害物质。⑨要合理地摄取充足的营养，多吃含蛋白质丰富的肉、蛋及豆类食品，多吃些新鲜蔬菜和水果，有利于防止早产。

（5）孕晚期防止早产日常注意事项：孕妇发生早产的原因主要是母、胎两方面。胎儿的主要原因有双胎、多胎、羊水过多、胎儿畸形、胎盘位置不正常（如前置胎盘、胎盘早期剥离、胎盘功能不全等）。孕妇方面的原因有急性传染病、慢性病（如心、肝、肾等疾病和严重贫血及妊娠高血压疾病等）及孕期并发症、子宫畸形、胎膜早破、阴道内上行感染、产前出血、孕晚期性生活、活动过多、震动性工作、持重物、外伤、腹泻、咳嗽等。

此时孕妈妈肚子凸出，子宫底高度25～27cm，身体沉重，行动困难，如长时间行走，大多会感到下腹部或足后跟疲劳，有的孕妈妈还会出现水肿。因此，摔跤、早产的危险都存在，孕妈妈日常行动要特别注意。

日常注意事项：①防止摔跤。此期间（孕8～9个月）孕妈妈肚子越来越大，动作要慢些，不要摔跤。②不要过于疲劳，要有充分的睡眠，白天也要抓紧时间休息。③饮食中营养要充分，但不要吃得过多。④这个时期要注意的是妊娠高血压。所以孕妈妈要严格进行产前检查，早日发现妊娠高血压，可以早加注意和治疗。此月要每2周检查1次。⑤孕妈妈如果发现有少量出血时，也要尽早接受医师检查。

2.过期妊娠对胎儿不利

有的人认为"瓜熟蒂落"，对妊娠时间抱无所谓的态度，甚至误认为妊娠时间越长胎儿就越健壮，这是不科学的观念。

胎儿在母体内是靠胎盘供给营养得以生长发育的。过期妊娠会导致胎盘发生退行性变化，即胎盘老化，血管梗死、胎盘血流量减少，都会直接影响胎儿营养的供给，不仅无法保证胎儿正常生长，还会消耗胎儿自身的营养而日渐消瘦，皮肤出现皱褶，分娩出像"小老头"的婴儿。

此外，由于子宫内缺氧，可使羊水发生污染，导致胎儿发生宫内窒息、吸入性肺炎而死亡，或因脑细胞受损，造成智力低下等不良后果。另外，妊娠期延长，胎儿头颅骨大而坚硬，易造成新妈妈难产或产伤，对母体健康也会有一定损害。

妊娠达到或超过 42 周（即超过预产期 2 周）称为过期妊娠，发生率为 8%～10%。过期妊娠有许多危害，严重时胎儿可因缺氧窒息而死亡，且羊水量过少对分娩不利。过期妊娠的胎儿在分娩时可能因胎儿过大、胎头过硬而造成难产。因此，妊娠超过 42 周时，应及时去医院。医师会根据实际情况采取终止妊娠的方案，如引产或剖宫产等。

过期妊娠要及时处理。孕期过长对母子毫无益处。如果已到分娩日，仍不分娩，要去医院请医师采取措施，让婴儿早日娩出，以保证母婴的安全与健康。

医学认为，孕妈妈从末次月经第 1 天开始计算，40 个孕周（即 280 天）为足月妊娠，≥42 周（294 天）就称为过期妊娠。过期妊娠胎儿出生后患病率及病死率为足月妊娠的 3 倍。这是由于在过期妊娠时胎儿所赖以生存的环境发生了恶劣的改变。胎儿是生活在羊水中的，羊水能缓和腹部外来压力，使外力不至于直接伤及胎儿；羊水能维持子宫温度，使宫内环境不至于剧烈变化；羊水能使胎儿得到一定的活动度，不致受到阻碍而成畸形。此外，羊水还有轻度溶菌作用。在妊娠期，羊水量进行性增加，足月妊娠时羊水平均为 1000ml。超过预产期以后，每周羊水量开始减少，使得胎动减少，胎盘功能不全，也就是说胎盘出现钙化、坏死、梗死，因而导致胎盘功能低下，影响胎儿氧和营养物质的交换，使胎儿缺氧，发生胎心改变、羊水粪染，胎儿及其附属物胎盘、脐带全被染成黄绿色，即发生"胎儿宫内窘迫"，会出现死胎、死产后果。

另外，过期妊娠由于营养供给不足，还会出现胎脂和皮下脂肪减少，皮肤干燥、松弛，指（趾）甲长，头发增多，形似"小老头"。也有的胎儿体重继续增加，出生体重可至 4000g 以上，身长增加 2～3cm 或更多，颅骨钙化，变硬，胎儿肩部宽大，以至于胎儿通过阴道时容易发生颅内出血、难产现象，母婴产伤率大为增加，甚至不得不采取剖宫产手术。

综上所述，过期妊娠对产妇不利，对胎儿也有害。

3. 产后恶露不下和过期不止的应对措施

产后恶露一般持续 20 天左右即净，若过期仍然不干净或恶露不下，就要采取防治措施。

（1）若产后恶露淋漓不尽，超过 20 天仍不干净，量多，颜色淡红，质清稀，无臭气，产妇感到疲倦无力，则要请医师诊治，同时参考下列方法配合治疗。①采用食疗法，如淮山药粥、赤豆粥、芡实粥、人参粥、人参山药乌鸡汤等。②应绝对卧床休息，尽量减少活动，以免行走、站立使中气下陷，导致子宫下垂。③要注意保持产妇卧室清洁整齐，夏天应做到凉爽通风，不使产妇出汗过多，但不可吹过堂风；冬天注意保暖并保持室内湿度，不可使空气过于干燥。

（2）若产妇素体强壮，产后恶露多，过期不净，颜色鲜红或紫红，质黏稠，有臭气味，出现自觉发热、口干咽燥等现象，除求医用药外，尤其饮食要注意新鲜、清洁卫生，预防热邪侵袭。因产妇阳气亢盛，血分有热，饮食应清淡，要多食新鲜水果，如梨、橙、柚子、苹果等，洗净切块煮热温食。蔬菜宜多食萝卜、菠菜、藕、冬瓜、丝瓜等，还可常吃冬苋菜粥、藕汁粥、青萝卜粥、菠菜粥等。平时要多饮水，忌吃辛辣、煎炒、油腻的食物。

（3）若产妇在月子中过于悲伤、忧愁，或过于思虑、操劳，造成恶露过期不止，除改变其外部条件外，还要避免他人语言刺激，帮助产妇排解忧愁，给予开导、安慰。此外，还可应用益母草 50g，水煎服，加适量红糖，每日 1 剂，分 3 次服，连服 1 周。

（4）若分娩时产妇感受寒邪、过食生冷引起恶露被寒所凝滞，产生下腹疼痛，按之更甚，痛处可触及肿块，恶露极少或不下，可采用按摩法。产妇取半坐卧式，用手心从心下撩至脐部，在脐部轻轻揉按数遍，再从脐部向下按摩至耻骨联合上缘，再揉按数遍，如此反复按摩 10～15 次，每天 2 次；其次也可以热熨，可选艾叶、陈皮、柚子皮、生姜、小茴香、桂皮、花椒、葱、川芎、红花、乳香等，任选 2～3 味适量，炒热或蒸热，用纱布包好，热熨脐部周围，可令恶露通畅排出。

4. 产后腹痛的防治

（1）产后腹痛常由以下原因引起：血虚引起的腹痛。产妇在分娩过程中由于失血过多，或者本来素体气血虚弱，冲脉、任脉空虚，因而产生腹痛，其表现为小腹隐隐作痛，延绵不断，腹部喜用热手揉按，恶露量少，色淡红、清稀，或兼见头晕眼花、耳鸣、身倦乏力，或兼大便结燥、面色萎黄。

（2）腹痛防治方法如下：①小腹部热敷法。用热毛巾热敷痛处，或热敷脐下 5cm 处的气海穴、脐下 13.2cm 处的中极穴。②按摩法。用热手按摩下腹部。先从心下撩至脐部，在脐周做圆形揉按数遍，再向下撩至耻骨联合（阴毛处的横骨）上方，再做圆形揉按数遍，然后将热手置于痛处片刻。重复上述动作，但再次做圆形按摩时方向应与前次相反，如此反复按摩，每次 10～15 遍，早、晚各 1 次。③热熨法。选用中药肉桂 10g，干姜 12g，小茴香 10g，艾叶 20g，陈皮 20g，吴茱萸 10g，木香 15g 等温热药适量，以水浸润炒热装袋，趁热温熨痛处，冷再加热，每次熨 10～15 分钟。④服益母草膏 1 匙，每日 3 次，以化瘀镇痛。⑤加强食疗。可选用生姜红糖汤、醪糟蛋、益母草煮醪糟蛋、当归生姜羊肉汤、羊肉桂心汤。小腹胀痛、胸胁胀满者，可多食柑橘、金橘饼、韭菜。忌食生冷瓜果、饮料。⑥产妇应保持心情愉悦，避免各种精神刺激。⑦注意保暖防风，尤其要保护下腹部。忌用冷水洗浴。⑧不可久站、久蹲、久坐、一种姿势睡卧，这些持久体位容易造成盆腔淤血，因此应注意随时改变体位，适当活动。

5. 预防产褥感染

产褥感染是指由病菌侵入阴道引起的，是产妇产后较易患的比较严重的疾病，也是引起产妇死亡的重要原因之一。

（1）产褥感染的原因：接生员的双手及接生用具消毒不严格，将病菌带入了阴道或产妇身体其他部位，如呼吸道、消化道、尿道等存在炎性病变，也可通过血液、淋巴或双手直接将病菌传入阴道而引起感染。另外，如果产妇在临产前进行过性生活或盆浴，均可导致产褥感染。由于分娩过程中对子宫、子宫颈、阴道等造成的损伤，也为感染提供了机会。同时，产妇在分娩过程中体力消耗很大，产后身体虚弱，抵抗力下降，也是产妇容易发生产褥感染的一个原因。

（2）产妇发生产褥感染后的症状：由于感染部位不同，表现出来的症状也不同。①会阴裂伤和缝线伤口感染，是一种常见的感染，表现为伤口红肿，缝线针头处化脓，病人自觉会阴伤处热痛，出现小便困难，但一般不会发热，只要及时治疗，炎症会很快消退。②阴道感染，则阴道黏膜表现红肿、溃烂且带有脓液，此时病人常有低热现象。③子宫内膜感染，病人自觉下腹疼痛，白带增多，且多为脓性，有臭味。同时体温升高，可达 38℃，此时如能及时治疗，感染会很快得到控制，如果不及时治疗，炎症可继续扩散，侵入子宫肌层或子宫周围组织，病人会感到下腹剧痛，全身不适，体温可升高到 40℃，并打寒战，如果炎症再不能控制，便会蔓延到腹腔，引起弥漫性腹膜炎，病情表现更为严重，除高热、寒战外，腹痛进一步加剧，出现恶心、呕吐，呼吸急促，神志不清，有少数患者会引发败血症、毒血症，如抢救不及时，则可造成死亡。

（3）产褥感染后的治疗：一旦发生产褥感染，一定要及时、彻底地进行治疗，以防炎症扩大、蔓延和留下后遗症。特别是产妇如在产后出现体温升高等症状，不要自以为感冒而忽视病情，一定要及时到医院去检查治疗。

产褥感染的治疗原则是抗感染，辅以整体护理、局部病灶处理、手术或中药等治疗，以及增强产妇的抵抗力。

（4）产褥感染以预防为主：产褥感染预防应从妊娠期间开始。妊娠期间要注意清洁卫生，积极治疗原有的感染病症。在妊娠的最后1个月及产后42天中，绝对禁止性交，禁止洗盆浴。分娩时，如果发生胎膜早破、产程延长、产道损伤、产后出血，应及时进行抗感染治疗。产妇在分娩时，要尽量多吃东西，多饮水，多休息，以增强身体抵抗力。分娩后，产妇要注意饮食营养，尽量早期下床活动，及时小便，以避免膀胱内尿液潴留，影响子宫的收缩及恶露的排出。同时要注意产后会阴部的清洁卫生，最好使用消毒用的卫生纸和会阴垫。

6. 产褥期发热的原因和应对措施

产妇在产褥期发热比较常见，而且原因也多种多样，产妇体质虚弱，还要喂哺新生儿，如果发热，会对身体造成很大的伤害，所以应该引起重视，采取积极的治疗措施。

引起产妇月子中发热的原因很复杂。首先应从发热的时间上区分原因。如果发热是在产后21小时至10天，首先要考虑产褥期感染。产褥期感染应该尽早到医院去诊断和治疗，不能拖延。

如果发热是在产后3～28天，加上乳房有红、肿、痛、热等症状，并且乳房有硬结，疼痛很明显，则可能是急性乳腺炎引起的发热。除了请西医诊断治疗外，也可对乳房肿痛部位用中药敷贴。

如果产妇发热伴有鼻塞、流涕、咽痛、咳嗽等症状，要考虑可能是产褥期感冒。因为产后体质虚弱，在产褥期容易发生感冒。如果拖延，可能会引起肺炎，所以应请医师及时治疗。

如果产妇发热伴有小便频繁，小便时疼痛、腰痛等症状，可能是产褥期尿路感染，也要请医师及时诊治。

天气炎热加上传统的不能开窗、不能通风、不能吹风扇、不能开空调等，可引起产妇发热、无汗、头痛、头晕、呕吐等症状，应考虑可能是产褥期中暑。这种中暑会很快危及产妇的生命，要立即开窗通风，并将产妇尽快送医院救治。

不管什么原因引起的发热，不要自己乱用药（以免用药不当导致对母婴的不良后果），而应尽快到医院或者请医师到家中诊治。

7. 要防止产后感冒

产妇分娩后 10 天内，一般出汗较多，这是因为要通过排汗协助排出体内积蓄的废物，此属正常生理现象。但是，出汗过多，毛孔张开，如受风寒，极易感冒、咳嗽，不但对产妇产后健康恢复不利，还会并发其他疾病，如果长期不愈，会给产后留下后遗症，造成痛苦。

为了防止感冒，必须抵御风寒，因此，产妇穿衣要适当，不要穿得过少，也不要穿得过多，更不能一会儿穿，一会儿脱，造成身体对外界抵抗力的降低。夜间或白天盖被子也要适当，不可开始盖得很多，夜间又踢开被子，造成出汗后受寒。不要接触患感冒者，以免被传染。卧室温度要适中，并要通风，保持室内空气新鲜，预防感冒。

8. 注意产后对乳房的保护及对乳房疾病的治疗

孕妇分娩后乳房的任务繁重，主要是保证乳房健康，以充足的乳汁哺养新生儿。保护乳房健康，及时治疗乳房疾病，是保证婴儿母乳充足健康成长的关键。产妇（母乳喂养者）要十分注意乳房的保健。

（1）产妇保护乳房要注意以下问题：①给乳房勤洗澡。小儿经常吸吮乳房，乳房又是人体突出的部分，紧贴衣服，又有乳汁流出，因此很容易被细菌侵入，所以要经常给乳房洗澡。除产妇洗澡外还要专门勤洗乳房，最好每天洗几次，母乳喂养后，要擦洗乳房，保持乳房清洁卫生，防止乳房生病，也有利于小儿健康。②按需喂养。小儿想吃就吃，这有利于防止乳房积乳。如果小儿吃不净，也要把剩余的乳汁挤出，防止乳房内积乳。③掌握正确的哺乳方法。每次哺乳前用温开水擦洗乳房，每次哺乳时间宜为 15 ~ 20 分钟，最长不超过 30 分钟，哺乳之后用乳汁抹在乳头上，湿润乳头，以防吸吮时间过长不利乳房保健。④不可挤压乳房。睡觉时侧卧或仰卧，不要腑卧挤压乳房，以防对乳房发育不利，甚至生病。⑤不要穿紧身服，不要束胸，以防发生乳腺炎。勤洗澡勤换洗衣服，保持乳房清洁。戴适宜的胸罩，勤换洗胸罩。⑥正确按摩乳房，少刺激乳头。每次清洗乳房后，用热毛巾敷盖乳房，用手轻轻按摩后撒上爽身粉，用手指从乳房四周内外轻轻按摩，有利乳房健康。

（2）产妇哺乳小儿，乳房容易患病，这里介绍几种乳房疾病的治疗方法，提醒产妇注意。

①产妇乳房胀痛要采取治疗措施。有的产妇在产后 2 ~ 3 天出现明显乳房胀痛，甚至疼痛难忍，这是因为乳腺大量泌奶，同时乳房的血管和淋巴管亦扩张，乳管不通，导致乳汁充盈积滞成块，小儿吸不出乳汁所致，发生乳汁淤积，很容易发生乳腺炎或断乳。此种情况可根据不同情况采取不同的治疗措施。

属于正常范围：有暂时轻度胀满或新生儿吸吮或用手挤乳汁即可排出，不断经小儿吸吮配合手挤很快就会使乳液畅通，胀满感和胀痛很快就可缓解，不必特别治疗。

乳汁充盈，可触及硬结，可用吸乳器抽吸，再加上新生儿吸吮或用手挤，也可逐渐缓解。

乳汁淤积，乳房严重膨胀，有硬块，疼痛较重，皮肤有水肿，弹性消失，表面发热乳头低平，婴儿用力吸吮水肿的乳头，容易发生皲裂，乳母疼痛较重，应立即去医院治疗。

乳房滞积，乳管堵塞。乳汁排出受阻，导致乳房肿胀加重，出现皮肤充血、水肿、发硬、发热，严重可见紫红色瘀斑，产妇体温升高疼痛剧烈，要停止给婴儿哺乳，即刻就医治疗。

乳汁淤积、发热疼痛的处理方法可局部热敷，轻轻从乳房周围向乳头方向按摩，使乳汁排出防止乳腺发炎。还可通过以下办法预防乳汁淤积：产后 30 分钟内及早哺乳；要有正确的喂养姿势，使婴儿含接良好，这在能使婴儿吃到更多乳汁的同时，又解决了乳房胀痛的问题；提倡按需喂养，婴儿肚子饿和母亲感到乳房充满时就进行哺乳，不规定哺乳次数和时间；如果婴儿实在不能吃空乳汁，多余的乳汁可以吸出；尽早纠正可造成哺乳困难的乳头内陷、内翻等；产妇多吃催乳食物，如鱼汤、鸡汤等。

②乳头凹陷可采用负压法。用注射针管外套管或玻璃眼药水瓶的粗端套在乳头部位，细头套上橡皮管再接注射器，用力抽气，使瓶内产生负压，同时向乳头周围组织深压，使乳头凸起。取下瓶子后，再结合牵拉和按摩。几次以后，乳头就可以凸出来。也可以使用吸乳器经常向外吸乳头。

③产后乳汁自出的处理。有的产妇产后不久，乳汁整天不断向外流，民间俗称漏奶。漏奶是指乳房不能储存乳汁，随产随流的意思。医学上称为产后乳汁自出，属于病理性溢乳，需要治疗。这种漏乳不但使婴儿得不到充足母乳喂养，而且给产妇带来很多苦恼，产妇常常穿不上干净的衣服，还容易发生感冒。有的产妇因气血旺盛，乳汁生化有余，乳房充满，盈溢自出，此不属病态，产妇应当分辨清楚。

产后乳汁自出的原因，多为气虚，中气不足，不能摄纳乳汁，而致乳汁自出，或因产后情志不畅，过于忧愁、思虑、悲伤，使肝气抑郁，气郁化火，肝经火盛，迫使乳汁外溢。应根据病因而采取不同的防治方法。

若因气虚不固造成乳汁自出者，患者宜加强食疗，可选用补气益血固摄的药膳，如芡实粥、扁豆粥、人参山药乌鸡汤、黄芪羊肉粥、黄芪当归乌鸡汤等。

若属于情志不畅而乳汁自出者，产妇尤当注意调理情志，宜慎怒，少忧思，断欲望，避免各种刺激因素等。

凡乳汁自出者，除求医治疗外，还应当注意勤换衣服。避免湿邪浸渍。冬天可用2～3层厚毛巾包扎乳房，或用煅牡蛎粉均匀地存于两层毛巾中间，药粉厚如硬币以包扎乳房，加强吸湿的作用。

乳汁自出中药食疗方法：大米60g，益母草12g，香附子9g，芡实18g，以上药物用纱布包好，煎汤后去渣，入大米煮粥服食，每日1剂，3～5天为1个疗程；母鸡1只，煮成白汤，用此鸡汤，加水，入当归10g，芡实5g，煎汤饮下；莲子18g，郁金、柴胡各9g，共煮汤服用，每日1剂，连服数日；大米50g，大枣20枚，党参10g，煎成米汤，饮下，适用于乳汁自出、量小清淡、乳房不胀、面白、少气懒言、心悸气短、舌淡、少苔的患者。

④乳头皲裂的护理。

发生"乳头皲裂"是由于乳头破损，每次哺乳后产妇都会感到乳头疼痛，不敢哺乳而引起乳汁淤积，细菌由裂口进入乳房又可导致乳腺炎。乳头皲裂的具体护理如下。

哺乳时应注意乳头的清洁卫生。哺乳前，用温开水擦洗乳房。每次哺乳时间不要太长，每次10～12分钟。要用正确的哺乳姿势，婴儿应将其大部分乳晕含入口中，每次喂完后，将乳汁涂于乳头上以湿润乳头。

如乳头轻微皲裂，仍可哺乳，但每次哺乳后应在局部涂10%复方苯甲酸酊或10%鱼肝油制剂，下次哺乳前洗净。皲裂严重者应暂停哺乳，可用吸乳器吸出乳汁来喂婴儿。如有红肿、发热等继发感染，应及时诊治。

可采取以下方法治疗乳头皲裂：珠黄散适量，敷破裂处；锡类散适量敷患处；地锦草15g，鸡蛋清适量，将地锦草晒干，研细末，用鸡蛋清调敷患处；莲房（莲蓬外皮）适量，洗净，炒研为细末，外敷乳头上，鲜荸荠适量，洗净捣汁频涂患处；橄榄核仁适量，烧炭存性，研成细末用香油调匀，涂敷患处；南瓜蒂适量，晒干，烧火存性，研成细末，用香油调敷患处；红萝卜叶，红萝卜籽适量，焙黄研成细末。用香油调敷患处；可在皲裂处涂以10%复方安息香酊，促进裂口愈合。

⑤乳母无乳、缺乳的处理：产后乳汁甚少或全无，不能满足新生儿的需求，称为产后缺乳或无乳，多发生在产后数天至半个月内，也可发生在整个哺乳期。

产后无乳的原因：新妈妈常有精神紧张、焦虑不安、失眠恐惧、心情不畅、夫妻关系不融合、家庭不和睦等情况，这些反射性地抑制乳汁分泌，造成产后缺乳。

产后失血，或产后外邪侵袭留滞等，也可致乳汁不下。

产后多吃味厚、辛辣刺激的食物容易导致产后血瘀阻滞，引起乳汁不通。

哺乳方法不当，或者开乳过迟，未能按需哺乳等都可能因乳汁排空不畅导致乳汁分泌减少，甚至全无。

乳汁增多的方法：在哺乳前 3～5 分钟做乳房热敷，哺乳前和哺乳中做乳房按摩；每日轻柔地牵拉刺激乳头和乳晕。

要频繁地哺乳和挤奶，一天至少 8～12 次；哺乳和挤奶时，可伴以轻松的音乐，创造轻松的环境；每次哺乳和挤奶时，饮水止渴；要有正确的哺乳方法，让新生儿含住乳头和乳晕的大部分。

要调节好心态情绪，保证休息，保证充足睡眠，愉快幸福地哺乳。

产妇要有强烈的哺乳意愿，愿意让新生儿常吸吮，坚持哺乳能够增加乳汁分泌。

注意饮食合理均衡，每天都要吃包括糖类、脂肪、蛋白质、维生素、矿物质五大营养元素的食物，还要特别注意钙质与铁质的吸收。这些营养素可从奶类、豆制品、瘦肉、血制品、动物肝等食物中获取。

另外，注意补充水分，多喝鲜鱼汤、鸡汤、鲜奶、温的果汁等汤汁饮品。忌食生冷食品。

乳汁不足的食疗方法：产妇经历了分娩这一紧张、痛苦、消耗体力的过程，身体非常虚弱。要使产后乳汁分泌充足，就要帮助产妇增加营养饮食。

下列食疗方可在产后一周左右选用。

清炖乌骨鸡：乌骨鸡肉 100g，洗净切碎，加葱、姜、食盐、黄酒等拌匀，加党参 15g，黄芪 25g，枸杞子 15g，隔水蒸 20 分钟即成。适用于产后乳汁不足。

芪肝汤：猪肝 500g，切片洗净，加黄芪 60g，放入锅内加水。烧沸后加黄酒、精盐等调料，用小火煮 30 分钟即成。适用于气血不足。

花生炖猪蹄：猪蹄 2 只洗净，用刀划口，花生 200g 同放锅内，加葱、姜、黄酒和清水，用旺火烧沸后，再转用小火煮至烂熟即成。

猪蹄通草汤：猪蹄 1 只，通草 2.4g，加水 1500ml 同煮，待水沸后，再用文火煮 2 小时，每日 1 次，分 2 次喝完，连用 3～5 天。

鲜鱼通草汤：鲜鲫鱼 500g，去鳞除内脏，清炖或加黄豆芽 60g 或通草 6g 煮汤，每日 2 次，吃肉喝汤，连用 3～5 天。

红小豆汤：红小豆 125g 煮粥，早晨服用，连用 4～5 天，或用红小豆 250g 煮汤，早、晚饮浓汤。连用数日。

猪骨通草：猪骨 500g。通草 6g，加水 200ml，炖 12 小时，1 次服完，每日 1 次。

白糖南瓜子：南瓜子 120g，去壳取仁捣烂如泥，焙干研末。加白糖适量搅拌，每次 10g，早、晚用开水冲服。连服 10 次。

甜豆腐米酒：豆腐 150g，红糖 50g，加适量水同煮 5 分钟后，再加米酒 50ml，1 次服完，每日 1 次。

花生大米粥：生花生仁 75g，捣烂后与大米 20g 同煮粥，分 2 次服完。

黄花菜炖瘦肉：干黄花菜 25g，加猪瘦肉 250g，同炖食，或用猪蹄 1 只，同干黄花菜同炖食。

米酒煮河蟹：河蟹 1 只捣烂，加米酒煮熟服用，每日 1 次，连服 3～5 天。

鸡蛋鲜藕：煮鸡蛋 3 枚，鲜藕 250g，加水煮熟，去瓤，汤、藕、蛋一起服用，连用 5～7 天。

果品煮牛奶：牛奶、果干品、猪瘦肉各 60g，大枣 2 枚，水煎服。每日服用 1 次。

黄酒炖鹅蛋：鹅蛋 3 个，黄酒 120ml，混合放锅内炖食用。

红糖煮粥：大米、芝麻、葱须、红糖各 120g，捣碎加水煎，每日早饭前服 1 次。

核桃花生糖酒：煮核桃 10 枚去皮，加炙鳖甲 15g，研成细末，米酒冲服。生花生仁 60g 煮熟后，加红糖 30g，米酒 50ml，略煎后。食花生饮汤。

黑芝麻猪蹄汤：黑芝麻 15g，炒焦研末，每次用米酒冲服 9g。加猪蹄汤冲服更好。

胎盘煮肉：胎盘粉 15g，分 4 次用水冲服，或用胎盘 1 个，同猪肉煮烂食用。

猪蹄王不留行：猪蹄 3～4 个，王不留行 12g，同煮烂，饮汤食猪蹄，有利催乳。

黄花大枣煮汤：黄花菜、大枣各 60g，水煎成汤，每次 1 杯，每日服用 3 次，有利催乳。

羊肉炖猪蹄：羊肉 250g，猪蹄 2 只，加适量葱、姜、食盐炖熟，每日服 1 次。

9. 产妇尿路感染的防治

产后由于膀胱受压，膀胱肌肉的收缩力暂时未能恢复会引起积尿，如不注意产褥卫生就容易发生膀胱炎或肾盂肾炎。

产后尿路感染主要有膀胱炎和急性肾盂肾炎，症状如下。

（1）膀胱炎：产褥期膀胱炎多是由大肠埃希菌感染引起，典型症状是尿频、尿急及尿痛，很少合并全身症状。尿液检查有大量的白细胞及细菌，但无蛋白，在尿沉渣中可见到红细胞，偶尔肉眼可见到血尿，感染可向上扩展导致肾盂肾炎。

（2）急性肾盂肾炎：患病率为 0.5% ～ 2%。双侧性，如为单侧则以右侧肾盂肾炎较多见。常见的是由膀胱炎向上蔓延或通过血管与淋巴管直接感染的结果。典型症状为发病急，可能先有轻度的膀胱刺激症状或血尿，继而出现寒战高热，一侧或两侧肾区叩击痛。

治疗方法：静卧休息纠正便秘，多喝白开水食用易消化、少刺激的食物，可用抗生素治疗，也可选用消炎解毒、利尿通淋的中草药治疗。

10. 产后晚期出血的表现及防治

分娩 24 小时以后，在整个产褥期内发生的子宫大量出血，称为晚期产后出血。以产后 1 ～ 2 周发病最常见，少数迟至 6 ～ 8 周。表现为阴道间断或持续出血，或为急剧大量出血，常因失血过多而致严重贫血、失血性休克或感染等。随着剖宫产率的增加，发生于术后的晚期产后出血，近几年明显上升。

（1）主要病因：①胎盘胎膜残留为最常见的原因。②子宫复原不全、胎盘附着部位复原不全。③剖宫产术后晚期出血，多发生于术后 2 ～ 6 周。多因切口影响子宫收缩，或缝线溶解、松脱或感染使刀口裂开，或因缝线过密造成局部缺血坏死，或切口选择过低，接近宫颈外口，此处组织结构以结缔组织为多，故愈合能力差，出血较为严重。④其他原因，如滋养细胞疾病、子宫黏膜下肌瘤、宫颈癌、性交损伤等，均可导致晚期产后出血。

（2）临床表现：一般产妇在分娩24小时后，都会有少量的血性液体从阴道流出来，且随着时间的推移，这种现象会渐渐消失。但个别产妇产后5～6天，仍存在子宫大量出血，这便是不正常的现象了。这种晚期出血应引起高度重视。晚期产后出血多发生在分娩后数日，甚至是20～30天之后，可表现为产后持续阴道出血，少量、中量或大量或于分娩后突然大量出血。不同原因所致的出血临床表现有差别，如剖宫产后的出血者可能发生在产褥末期，多表现为急性反复大出血；胎盘、胎膜残留、胎盘息肉所致的大出血，在发生大出血前可连续有少量阴道出血，恶露增多。如果产生腹痛症状，失血过多过急，可致休克，应引起高度注意。

（3）治疗方法：①产后有少量或中量出血、持续不净者，可给予缩宫素、麦角新碱、益母草膏、生化汤、云南白药等止血，促进子宫收缩；同时给予足量广谱抗生素抗感染治疗，辅以维生素等支持疗法。②对疑有胎盘、胎膜残留或胎膜附着部位复旧不全者，刮宫多能奏效。③对剖宫产后出血病人的处理原则是用宫缩药和抗生素。④如有滋养细胞或其他肿瘤者，应做相应的治疗。

（4）预防措施：因引起晚期产后出血的原因大多是医源性的，这就要求医护工作人员在胎盘娩出后，必须仔细检查胎盘娩出情况。

11. 要重视产后贫血的治疗

产后贫血是由于妊娠贫血未得到纠正和分娩时出血过多造成的。贫血会使人乏力，食欲缺乏，心慌，胸闷，抵抗力下降，容易引起产后感染，严重的还可引起心肌损害或内分泌失调，所以应引起重视，及时治疗。

血红蛋白女性正常值为110～150g/L，如果低于110g/L，且在90g/L以上者属轻度贫血，可通过食疗纠正，应多吃一些含铁及叶酸的食物，如动物内脏、瘦肉、鱼虾、蛋、奶及绿色蔬菜等；血红蛋白为60～90g/L者属中度贫血，除改善饮食外，还需药物治疗，如经常口服硫酸亚铁、叶酸等；低于60g/L者属重度贫血，单靠食疗效果缓慢，可以按医嘱多次输入新鲜血，尽快恢复血红蛋白，减少后遗症的发生。

（1）补铁宜多吃的食物：①首先应多吃含蛋白质的食物。②多吃含铁丰富的食品，如瘦肉、禽蛋类、动物的肝、动物血、海带、油菜、菠菜、雪里蕻、苋菜、韭菜、茼蒿、木耳、龙须菜、紫菜、香菇、黑芝麻、大豆及豆制品，并采用合理的烹调方法。桃子、樱桃、大枣含铁也很高。③多吃含铜的食物，铜是铁的助手，促进肠道对铁的吸收，铜在血红蛋白形成中有重要作用。含铜丰富的有动物肝、肾、鱼、坚果和干豆类、牡蛎等。④多吃含维生素C的食物，含维生素C较多的水果有柑橘、柠檬、西红柿、石榴、苹果、山楂、菠萝、草莓、大枣、橙子、猕猴桃等。蔬菜含维生素C丰富的有油菜、白菜、荠菜、雪里蕻、茄子、青蒜、青椒、苋菜、菠菜及豆芽菜等。

（2）贫血患者忌吃的食物：①忌多食脂肪。高脂肪食物可抑制胃酸的分泌，影响摄入的高价铁向亚铁的转化，降低铁的吸收率。②忌饮茶、咖啡。患者饮茶会使贫血症状加重。这是因为，茶叶中有大量鞣酸，易与高价铁结合形成不溶解性鞣酸铁，从而阻碍铁的吸收，使贫血病情加重。咖啡中含鞣酸高，也会阻碍食物中铁的吸收，不宜多饮。咖啡和浓茶中的多酚类物质也会阻碍铁的吸收。③少喝牛奶。有的缺铁性贫血患者，用喝牛奶来增加营养，弥补铁的不足，结果适得其反。牛奶虽然营养丰富，但铁的含量却很低，喝牛奶不仅不能补铁，反而可使体内铁降低。因为食物中的铁必须在消化道中转化成亚铁才能被吸收利用。但这一转化易受牛奶中高磷、高钙的影响，体内的铁能与牛奶中的钙盐合成不溶性的含铁化合物，使体内的铁更为不足。因此，缺铁性贫血患者，特别是正在服补铁剂的患者，千万要忌饮牛奶，否则，将影响疗效。④少吃大蒜。大蒜含较多的挥发性物质，可降低血糖，多食大蒜则会抑制胃液分泌不利于铁的吸收。⑤少吃补锌食物。因为补锌过多会减少铁的储量。同时锌离子还会抑制血红蛋白形成过程中对铁的利用，使红细胞生成发生障碍而加重缺铁性贫血。特别是目前一些高锌饮食不断出现，如含锌饼干、含锌果糖、含锌饮料等，更不要随便吃，否则会造成补锌过多，对人体不利，可引起缺铁性贫血或加重原有的贫血症。⑥忌食含草酸的食物。草酸在人体内与铁结合则发生沉淀，影响铁的吸收，豆腐、菠菜、笋等含草酸多，应忌食。

（3）精选补铁膳食配方：①龙眼粥。龙眼肉15g，大枣3～5枚，粳米100g。同煮成粥服用。热温服，养心补脾补血，滋补强壮。②薏苡仁糯米粥。糙糯米100g，薏苡仁50g，大枣15枚。同煮成粥。食用时加适量白糖。滋阴补血。③三红汤。取大枣7枚，红豆50g，花生红衣适量，放入锅内共同熬汤，连汤共食之。滋阴补血。④首乌红枣粥。何首乌60g，大枣3～5枚，粳米100g。先将何首乌煎取浓汁去渣，加入大枣和粳米煮粥，将成时，放入红糖适量，再煮一两沸即可。热温服。何首乌忌铁器，煎汤煮粥时需用砂锅或搪瓷锅。补肝益肾。养血理虚。⑤鸡蛋黄。鸡蛋2个，取蛋黄打散，水煮开先加盐少许，入蛋黄煮熟，每日饮服2次。适用于缺铁性贫血。

12. 防止产妇中暑

夏季分娩的产妇要做好如下几点以防中暑。

（1）居室要讲究卫生，勤打扫，保持清洁，要经常打开门窗，通风透气。产妇的床位要注意避开"穿堂风"的位置，夏天床上可铺凉席，产妇也可以使用扇子，但不宜用电风扇吹风，尤其不可直吹。用空调不可把温度调得过低，要注意微风。

（2）注意个人清洁卫生：分娩1周后，前几天都应该用温开水擦洗身体，有条件的稍后可以进行淋浴。身穿宽大柔软又吸汗的衣服，不要穿得过多，不要穿不透风、不散热的尼龙衣服。

（3）多吃易消化、营养高的稀薄食物，多吃水果、蔬菜，尤其可以大量吃西瓜，因为西瓜有降温、利尿、补充水分的功能。尽量多喝些温开水或淡盐水，也可喝豆汤、菊花茶、金银花露等解暑。

下面介绍几种清暑饮料供产妇夏天饮用：①鲜荷叶1张，洗净撕碎，水煎代茶饮。如加冬瓜适量，效果更佳。②西瓜汁1杯，加白糖少许，频服。③生扁豆汁、嫩竹叶各适量，开水冲泡代茶饮。④绿豆60g，西瓜翠衣60g，水煎至豆熟汤成，加适量冰糖，饮服。⑤薏苡仁30g，冬瓜100g，加水共煮至薏苡仁熟，加糖调服。以上清暑饮料方便制作，产妇常喝，有利防暑和开胃，对恢复健康和催乳有益。

（4）及时治疗：如果在暑天产妇出现热、口渴、心慌、恶心、头晕等症状，不要拖延，要及时采取措施，立即把产妇转移到阴凉通风处。解开衣服，给予藿香正气水、十滴水等，体温上升者可采用物理降温如置冰袋、电风扇或给予解热药物退热。经上述处置后，如症状仍不能缓解并持续发热，伴有呕吐、腹泻、面色苍白等症状，立即送医院抢救，千万不可延误。

13. 产后忌盆腔静脉曲张

盆腔静脉曲张是指盆腔内长期淤血，血管壁弹性消失，血流不畅，静脉怒张弯曲的一种病变。此病好发于体质较差的产妇。

（1）造成盆腔淤血的原因：最主要的原因是妊娠期子宫增大，压迫盆腔血管，血液回流受阻，引起淤血，或因产后久蹲、久站、久坐、长期便秘，也有的是休息失宜，盆腔血管复旧不良。

盆腔淤血可引起下腹疼痛，恶露多，白带增多，并出现尿频、尿急等现象。

（2）防治方法：①产后注意卧床休息，并随时变换体位，避免长时间的下蹲、站立、坐等。②保持大便通畅，若有便秘发生，应尽早服用蜂蜜1匙。还要多吃新鲜蔬菜、水果。③按摩下腹部，用手掌在下腹部做正反方向圆形按摩，并同时在尾骶部进行上下反复按摩，一日2次，每次10～15遍。④用活血化瘀、芳香理气药物热熨。可选川芎、乳香、广香、小茴香、路路通、红花各15g，炒热盛于布袋中，趁热熨下腹部、腰部脊柱和尾骶周围。⑤缩肛运动，将肛门先上收缩，如大便完了收缩肛门一样，每天做5～6次，每次收缩10～20下。⑥高抬臀部，平卧床上，两脚踏床，两手臂平放在身体两侧。然后腰部用力，将臀部抬高，放下，每天做2次，每次20遍左右，以后可逐渐增加。⑦手扶桌边或床边做下蹲、起立动作，两足并拢做下蹲、起立，每天2次，每天做5～10遍。⑧如果症状较严重，除做以上锻炼外还可采用腾胸卧位。即胸部紧紧贴床，臀部抬高，大腿与小腿必须成直角。每天做2次，每次15分钟左右。这种动作可使症状缓解。

14. 产后瘀血停滞引起腹痛应及时治疗

产妇在产褥期若起居不慎，或受生冷，或腹部触冒风寒，或用冷水洗涤，使寒邪乘虚而入，使血脉凝滞，气血运行不畅，不通则痛。主要症状有产后小腹疼痛，喜温喜揉按，或喜温拒按，热敷则减轻。治疗方法如下。

（1）小腹部热敷法：用热毛巾热敷痛处，或热敷脐下5cm处的气海穴、脐下的中极穴。

（2）按摩法：用热手按摩下腹部，先从心下擦至脐，在脐周做圆形揉按数次，再向下擦至耻骨联合（阴毛处之横骨）上方，再做圆形揉按数遍，然后将热手置于痛处片刻，再重复上次动作，但在做圆形按摩时，走向应与前次相反，如此反复按摩，每次10～15遍，每日早晚各1次。

（3）热熨法：选用中药肉桂10g，干姜12g，小茴香10g，艾叶20g，陈皮20g，吴茱萸10g，木香15g等温热药，以水浸润炒热装袋，趁湿起熨痛处，冷后再加热，每次熨10～15分钟。

（4）服中成药益母膏一匙，每日3次，以化瘀止痛。

（5）加强食疗：可选用生姜红糖汤、醪糟蛋、益母草煮醪糟、当归生姜羊肉汤，羊肉桂心汤。小腹胀痛，胸胁胀满者，可多食金橘饼、韭菜。忌食生冷瓜果、饮料。

（6）注意保暖防风，尤其要保护下腹部，忌用冷水洗浴，睡眠时盖好被子。

（7）不要久站、久坐、久蹲，也不要用一种姿势睡卧，否则持久位易造成盆腔瘀血，注意随时改变体位，适当活动，可活血。

15. 缓解产后手指、腕部、足跟痛的方法

在分娩时，产妇皮肤毛孔、关节打开，加之产后气血两虚，容易使风寒滞留于肌肉和关节中，又因照顾宝宝及家务劳累，使得肌肉关节受到损伤，引发伸腕肌腱炎和腕管综合征。

伸腕肌腱炎引起的疼痛以大拇指和手腕交界处最为明显，特点为腕部酸痛或疼痛，在握拳或做拇指的伸展动作时，如写字、握筷子、举杯子及拿奶瓶等疼痛加剧，在手臂上可以见到条索状肿胀物，如不及时治疗和休息，疼痛会日益加重。腕管综合征是手臂正中神经在腕管内受累于发炎肿胀的肌肉，引起手指疼痛麻木。产妇开始仅表现为刺痛，经常在睡眠中痛醒，然后活动一下手指会很快消失。但若不及时治疗，数月后还会出现手掌内外肌肉萎缩。此病可采取以下方法缓解。

（1）产褥期注意避免着凉，室内保持干燥通风，温度不可太低，洗浴时应注意水温不要过低、时间不要过长。

（2）不要过于劳累，当手腕和手指疼痛时必须注意休息，减少做家务等。

（3）产褥期产妇少吃酸性食物，如香蕉、鸡肉，同时要少饮啤酒，以免加剧疼痛。

（4）疼痛一经发生就应及时去医院就医，在医师的指导下合理用药，千万不要自行用力按摩疼痛处。可适当采用自我热敷的方法，减轻疼痛。用热毛巾热敷，如能加上一些补气养血、通经活络、祛风湿的中草药，效果更佳。

临床上经常发现有些产妇在产后出现足跟痛。很多人误以为是在产褥期受了风寒所致，这种认识是错误的。

产妇足跟痛，是由足跟脂肪垫退化所引起的。足跟部有坚韧的脂肪垫，对体重的压力和行走活动时的振动起缓冲作用。但由于产妇在产褥期活动减少，其

至很少下床行走，致使足跟部的脂肪垫变得薄弱，而出现退化现象。一旦下地行走，由于退化的脂肪垫承受不了体重的压力和振动，就会出现脂肪垫水肿、充血而引起疼痛。

产后要充分休息，并不是必须长时间卧床。产后如无特殊情况，产妇应及早下床活动，散步，并做些产后保健操等运动。这样既可避免发生足跟疼痛，又有利于产后身体的恢复。

如果不慎患了足跟痛，可以采用自我热敷法。热敷用热毛巾即可，如能加上一些补气养血、通经活络祛风湿的中草药，效果更佳。另外，不要胡乱按摩痛处，应在医师的指导下进行治疗。

16. 产后腰、腿、颈痛的原因及其预防

（1）产后腰腿痛的原因及预防：产后腰腿痛的主要表现，多以腰、臀或腰骶部疼痛为主，疼痛日夜缠绵，部分病人可伴有一侧腿痛。疼痛部位多在下肢内侧或外侧；有的可伴有双下肢沉重、酸软等症。

引起腰腿痛的原因：①产后休息不当以及过早地久站和久坐，致使产妇妊娠时已松弛的骶髂韧带不能恢复，造成劳损。②产妇在分娩过程中引起骨盆各种韧带损伤，再加上产后过早劳动和负重，增加了骶髂关节的损伤机会，引起关节囊周围组织粘连，妨碍了骶髂关节的正常活动，造成腰腿疼。③产后起居不慎，腰骶闪挫及腰骶部先天性疾病，如隐性椎弓裂、骶椎裂等诱发腰腿痛，产后更剧。

预防措施：①产妇产后要注意休息并且要增加营养，不要过早久站和久坐，更不要过早劳动和负重。②避风寒，慎起居，每天坚持做产后体操能有效地预防产后腰腿痛。③哺乳性颈背痛。有些产妇在哺乳后，常感到颈背酸痛，随着哺乳时间的延长，症状愈加明显，此为哺乳性颈背酸痛症。

（2）产后颈背酸痛的原因：①产妇不良的哺乳姿势。一般乳母在哺乳时，都喜欢低头看着婴儿吮奶，由于每次哺乳的时间较长且每天数次，时间长了就容易使颈背部的肌肉紧张而疲劳，从而产生酸痛不适感。另外，有的产妇，为了夜

间能照顾婴儿，习惯固定一个姿势睡觉，造成颈椎侧弯，引起单侧的颈背肌肉紧张疲劳，也会引起颈背酸痛。②女性生理因素与职业的影响。由于女性颈部的肌肉、韧带的张力与男性的相比相对较弱，尤其是在产前长期从事低头伏案工作的女性（如会计、打字员、编辑、裁缝）更是如此，如果营养不足休息不佳，再加上平时身体素质较差，在哺乳时就更容易引起颈、背、肩的肌肉、韧带、结缔组织劳损而引发疼痛和酸胀不适。③自身疾病的影响。一些乳母由于乳头内陷，使小儿吮吸时常含不稳乳头，这就迫使做母亲的要低头照看和随时调整小儿的头部，加之哺乳时间较长，容易使颈背部肌肉出现劳损而感到疼痛或不适。此外，乳母患有某些疾病，如颈椎病，也会加剧神经受压的程度而导致颈背酸痛等。

预防措施：①要及时纠正不良哺乳姿势，避免长时间低头哺乳。②在哺乳过程中，可以间断性地做头后仰、颈向左右转动等动作。夜间不要习惯于单侧睡觉。平时要注意活动颈部。③要在孕期及时纠正乳头内陷，治疗颈椎病，消除诱因。④注意颈背部保暖，夏天避免电风扇、空调直接吹头颈部。⑤加强营养。⑥必要时进行自我按摩以改善颈背血液循环。

17. 注意防治产妇心力衰竭

患Ⅰ、Ⅱ型心脏病的女性，妊娠或分娩时可能会发生心力衰竭，要注意预防。除此以外，在产后的 1～8 天，尤其是产后 1～3 天，仍存有发生心力衰竭的危险，必须做好预防工作。这里提出几点预防产后发生心力衰竭的注意事项。

（1）产妇一定要好好休息。最好请别人带孩子，以保证充足睡眠、避免劳累。可以每天在床上活动下肢，以助心脏活动。5～7 天后再下地活动，下地活动也要循序渐进，先小活动，后大活动，根据身体状况量力而行。

（2）一定要注意不要情绪激动。家中其他人不要惹产妇生气。

（3）饮食仍要限制盐量，最好食用低钠盐。多食容易消化的食物，不可吃太油腻的食品以防增加消化负担。一次不要吃得过饱，特别是晚餐不要吃得过饱，最好少吃多餐。

（4）心功能为Ⅲ级以上的产妇不宜哺乳，可采用人工喂养的方法。

（5）掌握好做绝育手术的时间。一般在产后1周左右做输卵管结扎手术，如果产妇心脏不适或心力衰竭，要在心力衰竭控制后再做绝育手术。

18. 防治产后外阴炎症

外阴部常因局部皮肤破损和产后调养失宜，易造成细菌感染而发炎。

急性外阴炎症严重时会引起发热、腹股沟淋巴结肿大、压痛等。如果产褥期发作未能引起重视，可能转为慢性，造成局部皮肤粗糙、外阴瘙痒，影响以后的工作、学习和生活。

具体防治方法如下。

（1）产后保持外皮肤清洁，大小便后用纸擦净，应由前向后擦，最后擦肛门位。大便后最好用温开水冲洗外阴，每天用1∶1000的高锰酸溶液冲洗1次。

（2）恶露未净应勤换卫生巾，勤换内裤，穿舒适透气的棉织内衣对保持外阴清洁非常重要。若局部有创伤、擦损，可用金霉素油膏（或眼膏）、红霉素油膏涂搽。

（3）产妇在产褥期一定要早期下床活动，这样不但可以增强子宫收缩，促进恶露排出，还可以预防和减少产后发炎，使产妇早日康复。

（4）注意产褥期的卧姿。对于有外阴部裂伤或有外阴部切口的产妇，躺卧时要卧向没有伤口的一侧，这样可以减少因恶露流入伤口而增加感染的机会。

（5）如果发现外阴部有红色小点凸起，可在局部涂些碘伏（2%）。注意只能涂在凸起的部位，不要涂在旁边的皮肤上。对碘伏过敏者不能涂搽。如果是脓点，可用消毒针头挑破，用消毒棉擦去脓液，再涂上抗生素油膏。

（6）如果外阴部出现红、肿、热、痛的症状，局部可热敷。用蒲公英50g，野菊花50g，黄柏30g，大黄10g，煎水，洗涤外阴。也可口服磺胺、螺旋霉素等抗生素。

（7）如果局部化脓，除上述处理外，可用蒲公英30g，大黄15g，煅石膏

30g，熬水，坐浴。

（8）如果患慢性外阴炎，局部瘙痒时，可用1：5000的高锰酸钾溶液坐浴。最好不要用热水烫洗，因反复烫洗，会使局部皮肤受到损伤，过后反而越来越痒。

（9）患外阴炎后应忌食辛辣厚味、醪糟等刺激性食物，饮食宜清淡。

19. 产妇要防止产后抑郁症的发生

（1）产后抑郁症的发生及表现：产后抑郁的发病机制一般源于心理负担，如新妈妈自身的心理素质差、家人关心不够、新妈妈压力增大等。因此，产后抑郁只要多加注意，是可以预防和治愈的。新妈妈产后易抑郁的原因有以下4点。①新妈妈本身的心理素质较差。产后抑郁与新妈妈的心理素质和社会认知度也有关系。有些新妈妈的心理素质较差，常常自卑、自责、悲观厌世，这种情绪在产后达到顶峰，容易使新妈妈出现产后抑郁。②家人关心不够。新妈妈在孕育和生产中的贡献很大，付出很多，很希望得到家人更多的肯定和认可，如果没有得到就容易产生抑郁情绪。另外，产后新妈妈特别敏感，一点小事就会牵动她丰富的情感。家人细微的情感表露都可能让她情绪不稳而出现抑郁情绪，如果有责备、埋怨或其他表示不满的行为，更容易导致产后抑郁。③压力增大。新妈妈在生产之后，生活压力增大，相应地心理压力也同样增大。每天哺喂新生儿，观察新生儿健康状况。新生儿的哭闹常常耗费新妈妈的大部分精力，容易使其烦躁并产生手足无措的感觉，这时候新妈妈就很容易产生挫败感，怀疑自己的能力，对自己能否胜任新妈妈的工作产生怀疑而引发抑郁。④生产时的创痛没有得到平复。生产时新妈妈经历了剧痛，产后伤口恢复需要较长的时间，使得新妈妈容易烦躁。如果在产后恢复不良甚至发生其他情况，如感染、发炎、伤口绷裂等，身体会有更长时间的不适。新妈妈对健康的担忧加剧，渐渐发生了对生育价值的怀疑，这也容易引发产后抑郁。

（2）产妇产后抑郁程度的测试：对于刚生产过孩子的产妇，可以做以下的测验来确定是否有产后抑郁症状存在。①不开心，变得容易哭。②情绪低落，易发脾气。③有失败及挫折感。④失眠、早醒。⑤胃口差，食欲缺乏，体重下降。⑥极度疲倦，难以集中精力。⑦曾患过抑郁症。⑧感到内疚及自责。⑨疑神疑鬼，出现幻觉，恐惧有对方害自己。⑩对未来没有希望，甚至认为继续生存是对自己和婴儿的折磨。⑪想伤害自己或婴儿，情绪狂癫胡言乱语。

①至③属于产后轻度情绪低落。

这种情况常发生在分娩后的2～4天，半数的产后女性都会有这种情绪不安、闷闷不乐或易哭等现象。此时若能得到家人的适当照顾，症状可在短期内消失，对健康没有太大影响。

④至⑧属于产后抑郁症。

因分娩后6周至6个月内，有10%左右的产妇会感到容易疲倦、失眠、精神萎靡、食欲缺乏、月经失调，缺乏自信，或觉得哺育婴儿是一种负担。病情严重时，更会有自杀或伤害婴儿的倾向。家人应对其给予照料和关怀。

⑨至⑩属于产后癫狂症。

极小部分的产妇会在分娩后2～3周，恐惧、严重抑郁、幻觉、幻听，或感到被人迫害，这时家人要注意关怀和看管。

（3）抑郁症的调治：家属应了解产妇产褥期的特殊生理变化，体谅产妇，帮助调节产妇的情绪，防止抑郁症的发生。家人和月嫂对产妇要给予照顾和关怀。特别是丈夫，应该抽出更多的时间来陪伴妻子，经常与妻子进行思想交流，设法转移产妇的注意力，帮助妻子料理家务和照顾新生儿。

产妇要学会自我调整，自我克制，试着从可爱的宝宝身上寻找快乐。产妇在此时期要尽可能地多休息，多吃水果和粗纤维蔬菜，不要吃巧克力和甜食，宜少吃多餐。身体健康可使情绪稳定，尽可能地多活动，如散步、做较轻松的家务等，但避免进行重体力活动。不要过度担忧，应学会放松。不要强迫自己做不想做的事，如有什么事情和想法告诉丈夫，共同承担和分享，这样就会渐渐恢复信心，愉快地面对生活。①焦点转移。如果产妇在产后的确面临严重的不愉快的生活事件，可将自己的注意力转移到一些愉快的事情上，关注自己的喜好，不仅思想上转移，还可以身体力行参与力所能及的活动。自我欣赏，多看自己的优点，多看事物的好处，多想事情可能成功的一面。②主动求助。产后抑郁的女性内心会有一种无助感，心理专家分析，这种无助感可能是幼年被忽略的阴影的重现。这其实是一种希望获得他人关注的信号，所以主动寻求和接受他人的关注是一种有效的自我保护方式。月嫂和家人要多与产妇进行交流和沟通。③放松充电法。适当调节、变动生活内容，不要时时刻刻关注孩子而忽略了自己，将孩子暂时交给月嫂或其他家人照料，给自己放个短假，哪怕是 2 小时或半天，也能达到放松自己和精神充电的作用。④行为调整法。女性在产后不适于做剧烈的运动，但一些适当的放松活动是非常必要的，如呼吸运动、散步、打坐、冥想平静的画面、听舒缓优美的音乐等。⑤倾诉宣泄法。找好友或亲人交流。尽诉心曲。大哭一场也无妨。尽情宣泄郁闷情绪。⑥投身于事业。生儿育女只是女性自我价值实现的一种方式，但绝不是唯一的方式，所以不要忘了还有其他自我实现的潜力和需要。也许趁着休产假的时间还能关注一下自己擅长的事业，等产假结束会有改头换面的新形象出现。⑦食物治疗法。产妇容易心烦气躁，所以要多吃一些清淡食物，多吃新鲜的蔬菜、水果，多喝温开水，自内而外地调整身心状态。

20. 会阴部切开产妇的护理

会阴部切开虽然不是疾病，但受了刀伤，有一定危险，也应认真作为疾病（外伤）护理，以防感染甚至发展为疾病。

会阴部切开是产妇在分娩时医师为了避免分娩造成会阴部严重撕裂和胎儿头部受到太大压力而采取的医疗措施。由于会阴部多了手术伤口，所以，在产褥期要比一般产妇更要注意会阴部的护理，以防止感染，减轻疼痛，安全康复，并注意观察会阴部的变化。

（1）伤口血肿：一般表现在缝合后 1 ～ 2 小时切口部位即出现严重疼痛，而且疼得越来越厉害，甚至肛门部有坠胀感，如果伤口出血，血肿形成，月嫂应告诉家人或医师进行妥善处理，必要时及时拆开缝线，消除血肿，缝扎出血点，重新缝合，使疼痛明显减轻直至消失，有利伤口正常愈合。

（2）伤口感染：一般在产后2～3天，伤口局部有红、肿、热、痛等炎症表现，并可有硬结，挤压时有脓性分泌物。遇到这种情况，应在医师的指导下服用合适的抗生素，或由月嫂、家人帮助以使脓液流出。同时可进行理疗来帮助消炎，或由月嫂帮助用1∶5000的高锰酸钾温水溶液坐浴，这样一般1～2周后会痊愈。

（3）月嫂或家人要帮助产妇处理会阴切开的伤口：如用消毒液帮助冲洗伤口，每次大便后冲洗1次，并注意避免大便等污物污染伤口。拆线后，多数产妇已出院回家调养，如果恶露还没有干净，仍要坚持每天用温开水清洗外阴2次。另外，要多喝水，多吃蔬菜、水果，保持大便通畅，防止伤口裂开。如果大便干结，可服些缓泻药。大便时以坐式为好，应尽量避免蹲式。

（4）拆线后的保健：虽然伤口外部都已完全长好，但伤口内部还需一段时间的巩固，所以拆线后产妇不要过多走动，运动量也不能太大，只能做些轻微的活动。

（5）保持会阴部的清洁：不论是自然撕裂，还是切开的伤口，一般都可在3～5天愈合，每天要用温开水冲洗2次；为防止伤口污染，每次便后用新洁尔灭消毒棉擦拭冲洗外阴，大小便后切忌由后向前擦，应该由前向后，还须再次冲洗；注意勤换卫生巾，避免湿透。

多吃含铁食物，剖宫产的产妇失血较多，容易患上产后贫血，因此需要多进食含铁量丰富的食物，如猪血、动物肝、鸡蛋等。

21. 剖宫产的护理要求

剖宫产（也称剖腹产）是产科比较大的手术，对产腹伤害较大，必须按外伤病处理，而且要十分注意。

（1）注意产后伤口的护理：剖宫产的伤口较大，发生感染的概率也相对较高。

另外，肚皮下脂肪越厚，伤口感染的概率也就越大。①剖宫产的产妇原则上不要淋浴，若如果由于淋浴使伤口碰到了脏水，要用碘伏消毒，同时盖上消毒纱布。清洁皮肤选择擦浴较安全，直到拆线后再淋浴。②伤口结痂时，最好使其自然脱落，切勿用手去抓。过早地揭痂会把尚停留在修复阶段的表皮细胞带走，甚至撕裂真皮组织，影响伤口的愈合，易留下瘢痕。如果伤口出现刺痒，可涂抹一些外用药，如氟轻松、去炎松、地塞米松等止痒。③保持瘢痕处的清洁卫生。及时擦拭汗液。当出现痒感时，不要用手搔抓，可用热水烫洗的方法止痒。④当腹部伤口有红肿、灼热、剧痛、渗出物等情形时，应及时就医。⑤避免拉扯伤口。剖宫产的产妇在产褥期的运动方式和运动量可视情况而定。⑥一般在产后 4～5 天拆除会阴缝线，宫底的高度逐日复原，产后 10 天应在腹部摸不到子宫，剖宫产产妇复原较慢，应适当用宫缩药，恶露如有臭味，应进行抗菌消炎治疗。⑦注意饮食保健。产妇应多吃水果，食用鸡蛋、瘦肉、肉皮等富含维生素 C、维生素 E 及人体必需氨基酸的食物。

（2）剖宫产产后 4～7 天护理与饮食指导：剖宫产后，由于疼痛致使腹部不敢用力，大小便不能及时排泄，容易造成尿潴留和大便秘结，新妈妈应该按正常的作息并养成习惯，养成及时大小便的习惯，①这个时候新妈妈的身体还很虚弱，且有便秘和肿胀的感觉，大量饮水是非常必要的。②新妈妈的饮食可由流质改为半流质食物，食物宜富有营养且容易消化，由蛋汤、烂粥、面条等逐渐恢复到正常饮食。③注意补充优质蛋白质、各种维生素和微量元素，可选用主食350～400g，牛奶 250～500ml，肉类 150～200g，鸡蛋 2～3 个，蔬菜水果500g 左右，植物油 30g 左右。

（3）剖宫产后要注意异常变化：剖宫产后可能会出现以下异常现象，对此不可大意，应查其原因并进行处理。①体温高。剖宫产后，产妇一般都有低热现象（38℃左右），这是由于手术损伤的刺激和术后机体对伤口处出血的吸收所致，均属于正常现象。每天 2～3 次测体温，若术后出现持续高热不退（38.5℃以上）则属异常，应立即找医师查明原因（多见于感染）并及时处理。②脉搏、血压不正常。术后产妇的脉搏、血压均应较术前低。要每天给产妇测脉搏和血压，若出现脉搏加快而血压却明显偏低，应考虑是否还有原发或继发的出血存在，要立即检查和处理。③局部异常现象。局部异常现象可分为近期和远期两种情况。近期的异常现象主要是切口感染、切口深层及浅层出血等；远期异常现象主要是线头存留、缝合处反复红肿、疼痛，切口处腹壁薄弱形成切口疝，腹腔器官粘连，子宫恢复不良等。

剖宫产后若有上述情况应及时就诊、治疗，不可掉以轻心。

（4）剖宫产后日常生活特别提醒：①卧床宜取半卧位。剖宫产后的产妇身体恢复较慢，不同于自然分娩者，在产后24小时后就起床活动。因为剖宫产者容易发生恶露不易排出的情况，但如果采取半卧位，配合多翻身，就会促使恶露尽快排出，避免恶露淤积在子宫腔内引起感染而影响子宫复位，也利于子宫切口的愈合。②产后注意排尿。为了方便手术，通常在剖宫产前要放置导尿管。术后24～48小时麻醉药物的影响消失，膀胱肌肉恢复排尿功能，这时可以拔除导尿管，只要一有尿意，就要努力自行排尿，降低导尿管尿液保留时间过长而引起尿路细菌感染的危险性。③保持阴部及腹部切口清洁。术后2周内，避免腹部切口沾水，全身的清洁宜采用擦浴。在恶露未排干净之前一定要禁止盆浴；每天冲洗外阴1～2次，注意不要让脏水进入阴道；如果伤口发生红、肿、热、痛，不可自己随意处理，应该及时就医，以免伤口感染迁延不愈。④尽量早下床活动。只要体力允许，产后应该尽量早下床活动，并逐渐增加活动量。这样，不仅可以增加肠蠕动，促进子宫复位，而且还可以避免发生肠粘连、血栓性静脉炎。⑤不要进食胀气食物。剖宫产术后约24小时，胃肠功能才能恢复，这时可给予流食1天，如蛋汤、米汤等。要忌食牛奶、豆浆、蔗糖等胀气食物。肠道气体排通后改用半流质食物1～2天，如稀粥、汤面、馄饨等，然后再改为普通饮食。⑥注意体温。停用抗生素后可能会出现低热，这常是生殖器官症的早期表现。如体温超过37.4℃，则不宜出院。无低热出院者，回家一周内最好每天下午测一次体温，以便尽早发现低热并及时处理。⑦产褥期绝对禁止性生活。剖宫产术后100天，如果阴道不再出血，经医师检查伤口愈合情况良好后可以恢复性生活。但是，一定要采取严格的避孕措施，避免妊娠。否则，有瘢痕的子宫容易在做刮宫术时发生穿孔，甚至破裂。

（5）剖宫产产妇锻炼身体的注意事项：剖宫产的产妇应参加适度的锻炼，但应与自然分娩的产妇有所不同，因为手术关系，必须在他人帮助下，进行锻炼，以利于伤口的愈合。

剖宫产产妇在卧床休息后，如果没有任何合并症，可在拔除导尿管、排气之后开始做呼吸运动和四肢运动，如胸式呼吸、上肢的扩胸、开合、张开等。另外，在他帮助下多翻身，最好4小时左右翻身一次，以防止术后肠粘连。

正常进食后可下床活动并且开始做腹式呼吸练习，做收缩肛门、憋尿等骨盆底肌及提肛锻炼，在床上做一些仰卧抬腿、屈腿、踏车等活动，千万不要做使腹肌强烈收缩的拉伸腹部的动作。

剖宫产后5～7天拆线后如果没有感染，体温正常，伤口无明显疼痛时，可开始做些肢体锻炼，如仰卧抬头、收鼓腹部。锻炼时用腹带保护为好，千万少做或不做增加腹压的动作，否则对深处伤口愈合不利。

手术10天以后可逐渐增加仰卧半起转体、桥式挺身等动作。半个月后可逐步做仰卧起坐、收腹抬腿等动作，并增加散步的时间等。满月后的锻炼与自然分娩的产妇相同。

（6）剖宫产术后的禁忌：①忌仰卧。手术后麻醉逐渐消失，产妇伤口感到疼痛，而仰卧位子宫收缩的痛觉最为敏感。因此，产妇采取侧卧位，身体与床呈20°～30°角，并用被子或毛毯折叠放在背部，可减轻身体移动对伤口的震动和牵拉造成的疼痛。②忌静卧。术后麻醉消失，知觉恢复，应该下床进行肢体活动，24小时后可以练习翻身、坐起和下床慢慢地移动。这样能够增强胃肠蠕动，及早排气，以防止肠粘连和血栓的形成。③忌过多进食。手术时肠管受到不同程度的刺激，正常功能被抑制，肠蠕动相对减慢，如进食过多，会使粪便增多，不但会造成便秘，而且使产气增加、腹压增高，不利于康复。所以，要注意术后 6 小时内应禁食，6 小时后也要少食。④忌多吃鱼。鱼所富含的二十二碳六烯酸具有抵制血小板凝聚的作用，不利于术后的止血及伤口的愈合。⑤忌食产气过多及辛辣食物。如黄豆及豆制品、红薯、蔗糖等，这些食物易发酵，在肠道内产生大量的气体而致腹胀，影响早日康复。不食用辣椒、葱、蒜等刺激性食物，以防疼痛加剧。⑥忌多用镇痛药物。剖宫产术后麻醉药作用逐渐消失，一般在术后几小时伤口较疼痛，可请医师在手术当天使用镇痛药物，在此以后，最好不要再使用镇痛药物，以免影响肠蠕动功能的恢复。伤口的疼痛一般在 3 天后便会自然消失。⑦忌腹部切口的清洗。在术后 2 周内，不要让切口创面沾水。

22. 产后 1 周的检查内容

产妇在分娩后一周时要进行第一次身体检查，以利产褥期家人的护理。这里介绍一周及一周后检查的内容。

（1）检查子宫收缩情况：产褥期第 1 天子宫底与脐平，以后每天下降 1 ～ 2cm，产后 10 ～ 14 天降入骨盆，经腹部检查触不到子宫底，检查有无压痛。检查方法：用手触摸。

（2）检查恶露颜色：恶露由血液、坏死膜组织及黏液组成。正常的恶露有些血腥味，但是不臭，一般情况下，恶露在产后 3 周左右就干净了。①红色恶露（血性恶露）。产后第 1 周，恶露的量较多，颜色鲜红，含有大量的血液、小血块和坏死的蜕膜组织，称为红色恶露。红色恶露持续 3 ～ 7 天。②浆液恶露。1 周至半个月内，颜色淡红，含少量血液，而较多的是坏死的蜕膜、宫颈黏液、阴道分泌物及细菌，使得恶露变为浅红色的浆液，此时的恶露称为浆液恶露。③白色恶露。半个月至 3 周以内，颜色较白，黏稠，含大量白细胞、坏死蜕膜及表皮细胞和细菌。白色恶露可持续 2 ～ 3 周。

要注意观察或产妇自己观察恶露情况是否正常，尤其是要注意恶露的质与量、颜色与气味的变化，可以估计子宫恢复的快慢及有无异常。

（3）注意恶露量：在产褥期，有的产妇恶露淋漓不尽，到满月时还有较多的血性分泌物，伴有臭味，产妇觉得下腹部痛，腰酸；产后6周检查时，子宫还没有恢复到正常大小，质地软，有压痛等，这是子宫复原不全的表现。如果产后2周，恶露仍然为血性、较多，伴有恶臭味，有时排出烂肉样物或者胎膜样物，说明子宫复原很差，这时应考虑子宫内可能残留有胎盘或胎膜，随时有出现大出血的危险，应立即去医院就治。一般正常恶露总量为500～1000ml，20天即干净。

（4）检查是否感染：产后发生产褥感染时，会引起子宫内膜炎或子宫肌炎。这时，产妇会出现发热、下腹疼痛、恶露增多并有臭味等症状，而且恶露的颜色也不是正常的血性或浆液性，而呈浑浊、污秽的土褐色。

（5）检查腹部（剖宫产产妇）、会阴伤口愈合情况：检查伤口有无渗血、血肿及感染情况。发现异常应让产妇到医院诊疗。

（6）乳房的检查：检查乳头有无皲裂，乳腺管是否通畅，乳房有无红肿、硬结，乳汁的分泌量是否正常。

（7）检查全身情况：了解一般情况，包括精神、睡眠、饮食及大小便等。特别注意检查以下几点。①血压。发现产后血压升高，陪护产妇的家属不要让其生气、激动，并求助医师，按照医师的建议来照顾产妇。②体温。产妇产后24小时内由于分娩疲劳、体温轻度升高，但一般不超过38℃。产后3～4天，因乳房肿胀，体温有时可达39℃，持续数小时，最多不超过12小时，如产后体温持续升高，要查明原因。③脉搏。由于胎盘循环停止、循环血量变少，加之产褥期卧床休息，产妇脉搏较慢且不规律，一般为60～70次/分。④呼吸。因产后腹压减低、膈肌下降、呼吸深且慢，为14～16次/分。当产妇体温升高，呼吸和脉搏均加快时，应注意心肺的听诊，如发现异常应及时报告医师。⑤排尿功能。剖宫产、滞产的产妇要特别注意排尿是否通畅，预防尿路感染，陪护人员要指导产妇多饮水。

这些检查有的要请医师进行，有的可在家中由家人进行检查。如有异常要多检查几次。

23.产妇要做产后第二次检查

经过产褥期的休息和调养，身体各器官究竟恢复得怎么样，需要做一次认真的产后检查了解。产后第二次检查时间一般是在产后的 42～56 天进行。第二次产后检查的项目如下。

（1）体重：如果产褥期体重过度增加，就应该坚持体操锻炼，应该多吃有丰富蛋白质和维生素的食物，减少糖类和主食的摄入量。

（2）血压：无论妊娠期的血压正常与否，产后都应测量血压。如果血压尚未恢复正常，则应进一步治疗。

（3）尿、血：患妊娠中毒症的产妇，要注意其恢复的情况，并做尿的常规检查；对妊娠合并贫血或产后出血的产妇，要检查血常规，如有贫血应及时治疗。患有心脏病、肝炎、泌尿生殖系统感染或其他合并症的产妇，则应到内科或产科进一步检查和治疗。

（4）盆腔器官：检查会阴及产道的裂伤愈合情况，骨盆底肌、组织紧张力恢复情况，以及阴道壁有无膨出。检查阴道分泌物的量和颜色，如果是血性分泌物且量多，则表明子宫复旧不良或子宫内膜有炎症。检查子宫颈有无糜烂，如果有可于3～4个月后再复查及治疗。检查子宫大小是否正常和有无脱垂。如子宫位置靠后，则应采取侧卧睡眠姿势，并且要每天以膝卧位来纠正。检查子宫的附件及周围组织有无炎症及包块。行剖宫产术的产妇，应注意检查腹部伤口愈合情况以及子宫与腹部伤口有无粘连。

（5）对于有合并症的产妇，如患有肝病、心脏病、肾炎等，应到内科检查病情变化；对妊娠期间有妊娠高血压的产妇，则要检查血和尿是否异常，还要检查血压是否仍在继续升高，如有异常，应及时治疗，以防转为慢性高血压症；另外，对于产妇无奶或奶少者，医师要进行饮食指导，或给予药物治疗。

（6）婴儿：对婴儿要进行详细检查，如体重、身高、四肢活动、眼的视力、耳的听力以及化验大小便等，以了解婴儿发育是否正常，以及营养状况是否合理等，这对以后婴儿保健有指导意义，特别要看好婴儿脐带断落情况是否正常等。

24. 产后乳母禁用的西药

产妇分娩后治病用药应十分慎重，目的是防止伤害小儿和不利乳汁分泌。大多数药物可通过血液循环进入乳汁，致使乳汁减少或使婴儿吸乳后中毒，影响婴儿的健康。如损害新生儿的肝功能，抑制其呼吸，引起皮疹等。比如乳母服用红霉素后，每毫升乳汁中含$0.4\sim0.6m\mu g$的红霉素，就会引起婴儿的肝脏损害，出现黄疸；乳母服氯霉素，通过乳汁可使婴儿腹泻、呕吐、呼吸功能不良、循环衰竭及皮肤发灰，还可以影响婴儿的造血功能；四环素可使乳儿牙齿发黄；链霉素、卡那霉素可引起婴儿听力障碍；乳母服用磺胺药可产生新生儿黄疸；巴比妥长时间使用，可使乳儿产生高铁血红蛋白症；氯丙嗪和安定也能引起婴儿黄疸；乳母使用灭滴灵，则使乳儿出现厌食、呕吐；麦角生物碱，使乳儿恶心、呕吐、腹泻、虚弱；利舍平使乳儿鼻塞、昏睡；避孕药使女婴阴道上皮细胞增生。有些西药对乳汁有抑制作用，影响乳汁分泌，使婴儿吸乳不足，影响其生长发育。

对新生儿、婴儿影响较大的药物主要有以下几类。①抗生素：如红霉素、氯霉素、四环素、卡那霉素等。②镇静、催眠药：如鲁米那、阿米托、地西泮（安定）、安宁、氯丙嗪等。③镇痛药：如吗啡、可待因、美沙酮等。④抗甲状腺药：如碘剂、他巴唑、硫氧嘧啶等。⑤抗肿瘤药：如 5- 氟脲嘧啶等。⑥其他：如磺胺药、异烟肼、阿司匹林、麦角、水杨酸钠、泻药、利舍平等。

总之，产妇（乳母）用药、肌内注射要在医师的指导下进行。如果治疗需要上述药物，应暂时停止哺乳，采取人工喂养。

25. 产妇忌滥用中药

有些中药产妇产后使用，可以达到补正祛瘀的作用，如产后保健汤，包括以下草药：当归、川芎、桃仁、红花、坤草、炙甘草、连翘、败酱草、枳壳、厚朴、生地、玄参、麦冬等。可以滋阴养血、活血化瘀、清热解毒、理气通下，可以改善微循环，增强体质，促进子宫收缩，促进肠胃功能恢复及预防产褥感染。当然，如果产妇一切正常也不要吃药，需吃药时，要在医师的指导下进行。

产后用药的一个关键问题是要注意不影响乳汁的分泌，以免影响哺乳，对婴儿不利。产后一定要忌用中药大黄，大黄不仅会引起盆腔充血、阴道出血增加，还会进入乳汁中，使乳汁变黄。炒麦芽、逍遥散、薄荷有回奶作用，所以乳母忌用。

26. 产后 3 周内不要服食人参

产妇不要在产后立即服食人参，其原因如下。

（1）人参含有多种有效成分，如作用于中枢神经及心血管的"人参辛苷"、降低血糖的"人参宁"及作用于内分泌系统的"配糖体"等。这些成分能对人体产生广泛的兴奋作用，其中包括对人体中枢神经的兴奋作用，能导致服用者出现失眠、烦躁、心神不宁等不良反应。而刚生产后的产妇，精力和体力消耗很大，十分需要卧床休息，如果此时服食人参，产妇反而会因兴奋难以安睡，影响精力的恢复。

（2）人参是一大补元气的药物，服食过多，可促进血液循环，加速血液流动。这对刚刚生产后的产妇十分不利。因为女性在生产的过程中，内外生殖器的血管多有损伤，服食人参，有可能影响受损血管的自行愈合，导致出血不止，甚至大出血。

一般健康的产妇在产后 3 周以后服食人参为宜，因为此时产妇的伤口已愈合，新生的子宫内膜基本覆盖，恶露也基本干净。此时服食人参有利于身体的恢复。但要注意产后服食人参每天以 3g 为宜，不要服食过量，也不要长期服食，这是因为人参性味温热，会导致产妇上火或引起婴儿湿热。